病気にならない
ための

時間医学

〈生体時計の神秘〉を科学する

大塚邦明

東京女子医科大学東医療センター内科教授

Kuniaki Otsuka

ミシマ社

はじめに

「やっと暑さにからだが慣れてきたかな」と思っていた初夏の頃。急に肌寒い日があったりして、思いがけなく風邪をひいてしまったという経験、ありませんか。季節外れの寒さを予知していなかったため、からだのリズムが無防備になってしまい、風邪をひいてしまったのです。風邪だけならまだよいのでしょうが、肺炎を合併してしまい、思いがけず長く病床に就いてしまったという方も、少なくないことでしょう。

では、予期せぬ病気に罹《かか》らないためにはどうすればいいのでしょう？　一番の対策は、環境の変化を予知し、前もって、自律神経系やホルモン調節系、あるいは免疫系の働きを高めておくことです。

その役割を担うのが**生体時計**（あるいは、生物時計、体内時計ともいう）であり、生体時計によってつくられるのが**生体リズム**なのです。

ここでは、一例として風邪の話をしましたが、生活習慣病の発病や、癌《がん》・骨粗しょう症などの発症を予知し予防しているのも、生体時計です。

つまり、病気にならないためには、生体時計と生体リズムについての知識が必要なのです。

本書では、生命《いのち》（病気と健康）を操る、生体時計の神秘について紹介していきます。

一九七二年、筆者は九州大学医学部を卒業し、大分県別府市にある九州大学温泉治療学研究所に研修医として入局しました。気候内科という、ちょっと変わった名前の教室で、医療と医学の道の第一歩を踏み出すことになったのです。何もかもが目新しく、医療と医学への好奇心と情熱に燃えた、充実した毎日の始まりでした。

ちょうどその年、ホルター博士の創案のもとに開発された携帯型の心電図連続記録計が登場し、日本ではじめての一号機が、わが研究所に設置されました。その後、この記録計は、ホルター博士の栄誉を讃《たた》え、ホルター心電図と呼ばれています。今では、この検査は不整脈を診断するための常套《じょうとう》手段ですが、その当時は、わが研究所以外では、まだ使われていませんでした。

あるとき、外来診療時の心電図記録だけでは、およそ予期しえなかった不整脈が、このホルター心電図に記録されていました。

不整脈というのは、その名のとおり、脈が不整に打つことをいいます。脳梗塞《のうこうそく》や心不全の誘因あるいは原因となるため、後で述べる**未病**の一つに数えられます。

それは一人の老人の心電図記録でした。

「床に入ると動悸《どうき》がする。ほとんど毎晩のように、動悸があって苦しい」

悩みに悩んでいたそのご老人は、どの病院に行っても、その原因が見つかりません。そこで遠路、九州大学の私たちを訪れてきました。

筆者らは、三日間連続して、この患者さんのホルター心電図を記録しました。そして、その記録をみて驚きました。そこに、動悸がほぼ九〇分ごとに、一定のリズムでくりかえし起こっているのがみてとれたからです。レム睡眠のタイミングに一致して、（発作性心房細動という）不整脈がくりかえし記録されていたのです。

発作性心房細動という不整脈は、広範で重篤《じゅうとく》な脳梗塞を起こす、危険な不整脈です。にもかかわらず、この患者さんの症状が診断されていなかったことに驚愕《きょうがく》し、当時の医療体制に、ある種の不信感を抱かずにはおられませんでした。

睡眠中、レム睡眠は約九〇分の周期で、一夜に四～五回くりかえし出現します。レム睡眠は、深い眠りに続く睡眠状態で、夢をみることが多いとか、自律神経が嵐のように変動する、といった特徴があります。ホルター心電図の記録の結果、この患者さんの自覚のとおり、毎夜、レム睡眠のたびに、その重症の不整脈がくりかえし発現していたことがわかったのです。

いつ重症の脳梗塞になってもおかしくないほどの、深刻な不整脈。つまり生命を脅かす危険性が、毎晩、九〇分ごとに、くりかえされていた。にもかかわらず、いずれの病院においても、診断できなかった。このことに驚き、落胆しました。

筆者は、このとき、医学者としての己の使命を悟りました。

そして医師として己が求める道を、己自身に言い聞かせたのです。目の前にいる患者さんの姿を診《み》るだけではなく、患者さんが自宅ですごしているときの健康状態を知ることこそ、本来の医療の姿ではないか。普段の生活を知らずして、医療はできるわけがない。患者さんの訴えにこそ真実がある。それを見極め、正しく診断するための手法を、新しく開拓することが必要である。そのためには、時間によって健康状態が変わるということを知っておかなければならない。そして、健康の調整役である生体時計と、それによってつくられる生体リズムのことを研究しなければならない、と。

以来、筆者は、「時間の流れを考慮した医学」を求めていくことになります。

本書では構成を、本文の七章と、序章と終章を加え、九つに分けました。

序章では、時間の流れを考慮した医学がなぜ必要か

第一章では、未病や仮面病が、生体リズムとどのようにかかわっているか

第二章では、生命を操る生体時計の神秘

第三章では、生活習慣病と生体リズムとのかかわり

第四章では、生体時計が、自律神経をコントロールする仕組み

第五章では、生体時計の生い立ちと、生態系とのかかわり

第六章では、生命と環境との相互の力学を解読する新しい学問体系であるクロノミクス

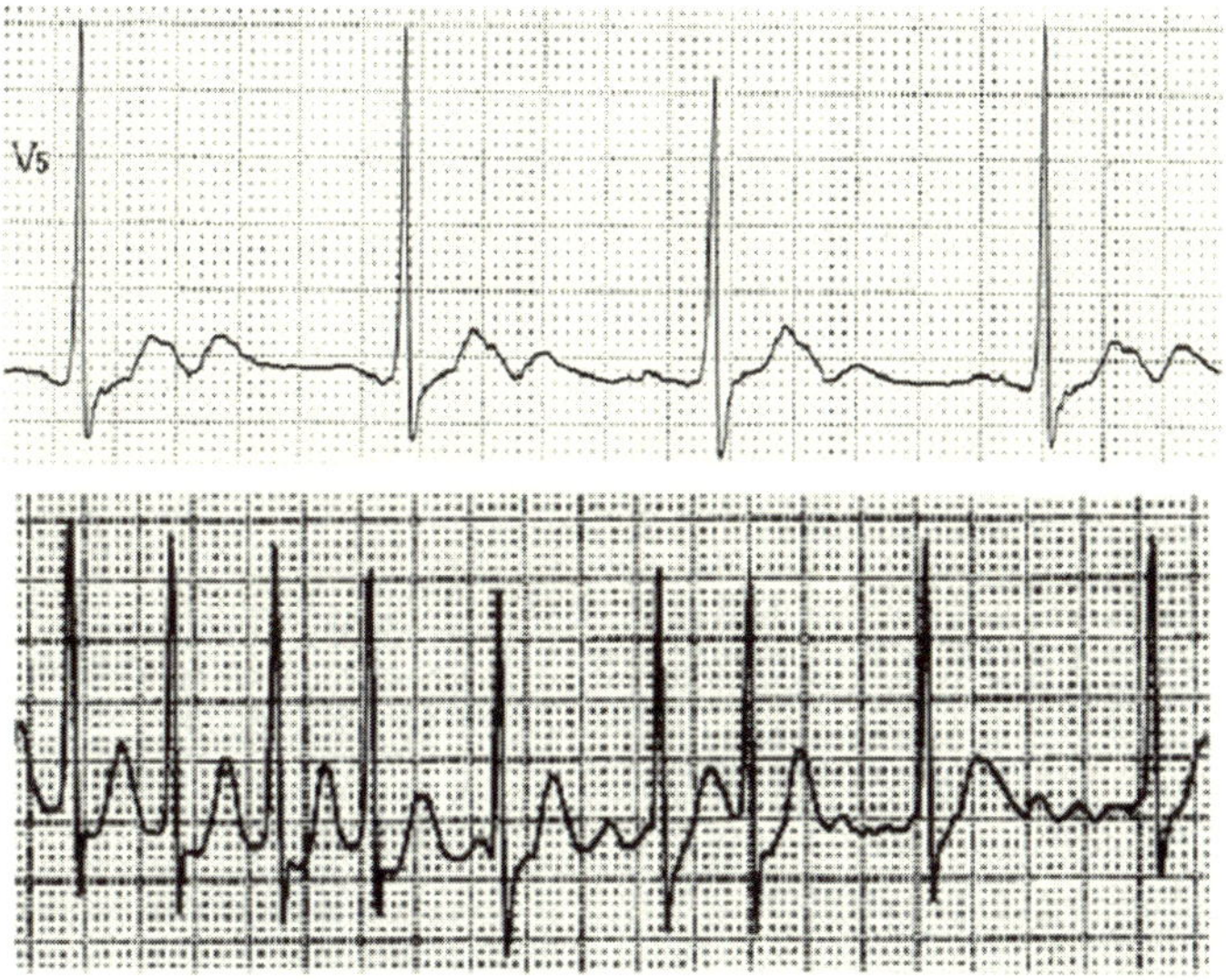

図１　一過性に観察される不整脈、「発作性心房細動」

発作性心房細動とは、死につながるほどの大きな脳梗塞を起こす、重大な不整脈です。それでは発作性心房細動とは、心電図上、どのような特徴があるのでしょう。ここで勉強しておきましょう。

上段（正常の心電図）: 等間隔で出現する、心臓の電気活動（＝心電図）。等間隔で出現する、４拍の心電図を示しています。いずれも正常の心電図です。正常の心電図は、３つの波形から成り立ちます。

① 急峻に上下に突出する波形（医学用語では、QRS波）

② そのQRS波の前に、ごく小さな上向きの振れ（医学用語では、P波）

③ QRS波の後ろに、緩やかな幅広い振れ（この図では、前半の大きい振れと、後半の小さい振れ、医学用語では、T波）

下段（心房細動という不整脈）: 一過性に観察された心房細動という不整脈。９拍の心臓の電気活動（QRS波）が、等間隔ではなく、不規則に出現しています。正常の心電図でみられたP波が消失し、かわりに、さざなみのような小さな波（医学用語では、細動波）が、数多く出現しています。

心臓の電気活動が不規則に出現するため、心臓のなかに血塊（医学用語では、血栓）が出現することがあり、これが心臓から飛び出して、脳の血管に詰まると、脳梗塞（医学用語では、脳血栓塞栓《そくせん》症）になります。そのため、この不整脈は、きちんと治療することが肝要です。

第七章では、寿命を操る生体リズムの不思議
終章では、生体リズムの立場からみた薬の正しい飲み方
以上を、紹介していきます。

医学と医療には、十分な慎重さと、それなりの大胆さが必要です。筆者が研修医であった頃の、三五年前の医学は、今の医学とは大きく違っています。当時は正しいと信じられていた医学的根拠のほとんどが、今は通用しません。今、正しいと信じられていることも、三五年先には、あるいは誤りであったということに、なるのかもしれません。ここに医学のはかなさと諦念《ていねん》があります。

それゆえ本書では、「科学する心」の大切さを、随所にもりこみました。「科学する心」の大切さを、各所にもりこむことにより、ロマンの心をもち続けて学問に志すことの興奮を伝えたいと思います。そして生体リズム研究を通じて知った、生命の神秘と、それを垣間《かいま》みるたびに味わった感動を、読者の心に伝えることができればと願っています。

筆者が垣間みた生体リズムの神秘は、最近の分子生物学研究の成果によって、生活習慣病や癌の根元に、強く関連していることが明らかにされてきました。それゆえ本書が、病気にならないための医学書として、広く愛読されることを願います。

病気にならないための時間医学——〈生体時計の神秘〉を科学する　目次

第二章　時間《とき》を読む新しい医学

第三章　時間医学が教えてくれること

終章　未病を識《し》る、平成養生訓

装幀　クラフト・エヴィング商會
〔吉田篤弘・吉田浩美〕

序章

時間医学はなぜ必要か

——病気にならないために

時間医学を追いかけて

「心電図研究はもう、すべて出尽くしているんじゃないの。今さら、なぜ?」

三五年前、たしかに、そのような声もありました。

ですが、筆者はそうした声を無視して、ホルター心電図研究に没頭しました。「はじめに」で述べた強烈な経験が、ホルター心電図の大切さを教えてくれていたからです。

没頭の結果、思いもよらなかった新しい事実が、次々と明らかにされていくことになります。

その頃、「昼間は何ともないのに、夜、眠ると胸が痛くなる」と訴える患者さんが数多くいました。

寝入りばなに、冷や汗が出るほどの、前胸部《ぜんきょうぶ》を締めつけるような、重苦しくなるような痛みが出現する。その痛みは数分ごと、あるいは数十分ごとにくりかえす。

朝、起床後の排尿《はいにょう》や歯磨きなどの、ちょっとした動作で痛みが発現し、ときには意識が遠くなることもある。

ところが、病院で診察を受けても、また心電図の検査を受けても、医師からはまったく異常がみあたらないと言われるのです。狭心症や不整脈を誘発するために行う、負荷試験の代表的なものに、運動負荷試験というものがあります。他の病院に行って、この運動負荷を加えての詳しい検査を受けても結果は同じで、まったく異常なしと診断されます。ある患者さんは、心臓病ではないのに心臓病だと不安に感じてしまう心臓神経症（もしくは心臓病ノイローゼ）などと診断されました。あるいは仮病だとさえ言われて、すごすごと引き下がることもあったようです。

筆者らは、この患者さんのホルター心電図を記録することにしました。その結果をみて再び驚《きょう》愕《がく》することになります。睡眠中あるいは早朝の胸痛時の心電図記録に、重症の狭心症をあらわす心電図異常（心電図のST部分の大きな上昇、つまり、心臓の筋肉が内側から外側まで広範囲に酸素不足に陥ったときに観察される所見）がみられたのです。さらには、意識消失の原因になるほどの重症の不整脈（高度の房室ブロック）をともなっていました。突然死の原因として知られている、心室細動という、もっとも重症の不整脈までもが、一過性ではありますが、ところどころ、くりかえし出現している様子が、克明に記録されていました。筆者らは、ただ驚いただけではなく、ゾッとし、冷や汗が出ました。仮病だとさえ言われて、すごすごと引き下がっていた患者さんが、これほどの重病だったのです。

医療が、このようなことでいいのか。

時間によって症状が異なる。にもかかわらず医療はそのことを考慮していない。時間を考慮した医学こそ必要ではないのか。

そのようにあらためて認識するとともに、一日も早く、第一線の医療現場に応用されるよう研究しなければならないとの、熱い思いに胸を躍らせました。

この病気は異型狭心症と呼ばれ、治療薬の登場により、今はもうみられなくなった過去の病気です。

この異型狭心症発作は、一晩のうちにくりかえし発現することが特徴で、この病気を発見した人の名前をとって、〝プリンズメタルの異型狭心症〟と呼ばれました。

心臓に酸素を運ぶ血管を冠動脈といいますが、その冠動脈が大動脈から分枝してすぐのあたり（基部）の、大きな血管の部分が痙攣《けいれん》するのが、この病気の本態です。医学的には、攣縮《れんしゅく》（スパズム）といいます。

スパズムに由来する狭心症発作というのは、動脈硬化とはほとんど関係がありません。動脈硬化がなくても、何か過剰なストレスなどが原因で、冠動脈が痙攣するのです。その痙攣が著しく強いものですから、心臓にはほとんど血液が流れなくなってしまいます。そのため心臓は無酸素状態になり、その結果、命にかかわるような重症の不整脈が出現するのです。

前にも述べたとおり、その当時、昼間は何ともないのに、夜、眠ると胸が痛くなると訴える患者さんが数多くいました。そのほとんどが異型狭心症だったのです。

普通の診療では発見できない、しかも重症の病気がこれほどたくさん隠れていたとは、医師になったばかりの筆者にとって大きな衝撃でした。

ここで少しだけ医学上の話をすると、ホルター心電図で、それが診断できるようになったことは、一歩前進でした。ところが、診断はできたものの、三五年前の当時はそれを予防する薬剤がありませんでした。狭心症が起こったときに舌の下に頓服《とんぷく》し、数秒のうちに冠動脈を広げる作用のあるニトログリセリンだけが有効で、それに頼るしかなかったのです。それゆえ、異型狭心症は重大な治療課題でした。

ちょうどこの頃、治療薬のニューフェイスとして、カルシウム拮抗《きっこう》薬を使用することができるようになりました。九州・四国地域ではヘルベッサー（田辺製薬）が、関東地方ではアダラート（バイエル薬品）が登場しました。日本循環器学会で開催された冠循環談話会で、アダラートがその特効薬としてとりあげられ、熱く論じられていた情景が、今もまぶたに焼きついています。ヘルベッサーとアダラートが登場したことにより、忌《い》まわしい異型狭心症は、やがてこの世から消え去りました。冠攣縮《かんれんしゅく》性狭心症はあっても、〝プリンズメタルの異型狭心症〟をみることは、今はもうありません。

一九七〇年代に吹き荒れた異型狭心症。これは、夜間の闇に潜《ひそ》み、正体をみせずに生命を脅かしました。このように一見、仮病のように思える異型狭心症を、仮面心臓病といいます。

この異型狭心症にまつわる因縁と、カルシウム拮抗薬への思いは、医師として筆者の生涯の思い出になっています。

二〇年の道のり

時間を考慮した医学の重要性を胸に、筆者は、ホルター心電図研究に続いて、一九八一年から新たな取り組みを始めました。血圧の連続記録研究への挑戦です。

不整脈や狭心症の心電図異常が、夜間にだけ、一過性に認められるのなら、血圧の異常も、診察室だけでは診断できないのではないか。睡眠中や、あるいは仕事中にだけ、思いがけない高血圧を呈しているということもあるのではないか。

そのような思いから、血圧を一定時間ごとに、あるいは時刻に沿って測ってみるという研究を始めました。この研究は、やがて血圧連続記録計の登場をみることとなり、一九九〇年に血圧変動研究会が発足しました。これを機に、高血圧の診断は大きく変化し、その治療のあり方が論じられるようになりました。

やっと、心電図と血圧の異常が、時間を考慮して論じられるようになったのです。

一九九一年（平成三年）、筆者らは満を持して、時間循環器研究会という、時間医学の立場に立った新しい研究会を立ち上げました。時間を考慮した医学の必要性を思い、一日も早い臨床応用を願った筆者の思いは、一九七二年から、ちょうど二〇年を経て、このときやっと緒についたのです。

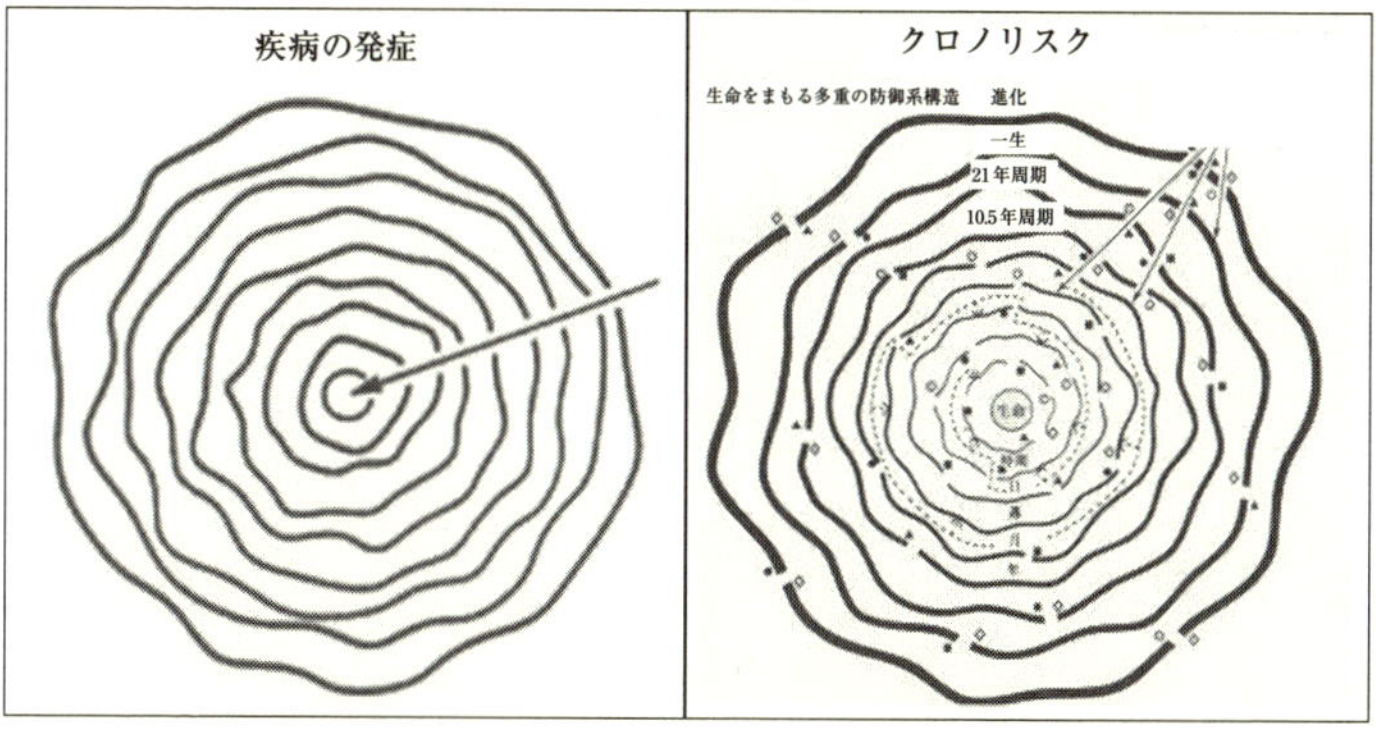

図２　時間医学の立場からみた、生命防御システムのモデル　©Halberg

この図は、病気にならないための医学として、時間医学を学ぶことの必要性を示す、端的なモデルです。

右：生命（中心部）は、自律神経・ホルモン・免疫系の、３つの防御システムでまもられています。それぞれの防御系には、約24時間のリズムや約７日間のリズムから、10.5年や21年などの長い周期のリズムまでの、多種類の防御の壁があり、多重の時間構造として、めりはりを保ちつつ、生命をまもっています。さらに大きな観点から生命をみると、ヒトは、一生という生命の長さで区切られ、世代を超えて進化を遂げつつ、生命を永く保ち続けているともいえます。

左：生命は、このモデルのように、十重《とえ》二十重《はたえ》に防御されてはいるものの、その防御システムには、数点の弱点があります。ある時間帯、たとえば、後述する、朝の魔の時間帯などは、周期的に防御が手薄になる時間帯です。あるとき、自律神経・ホルモン・免疫系の３つの防御システムがもつ、多重の時間構造の弱点が、たまたま１つの時刻に相重なってしまうと（図中の矢印）、社会生活（たとえば、仕事のストレスや過重労働など）や自然界（たとえば、雷鳴や地震など）からの刺激に対して、きわめて脆弱となります。その結果、思いがけなく、重病に罹患する、あるいは突然死に至るなど、不測の事態が起きてしまうと考えられます。

異型狭心症と新薬との思いを胸に、筆者は近年、**フィールド医学**という新しい学問体系に取り組んでいます。古典的生物学にあきたらず、自然のなかにあるがままの生き物の世界を描き出すことを目指して、研究の場所を研究室から野に移し、生態学という学問を創始した今西錦司博士をしのんで、その哲学を医学の分野に展開しようと試みています。直接、地域に出ていき、おのおの異なる生活習慣・社会的背景・自然環境などのもとに生活するありのままの患者と、医学的な対応をしていく。このような文化人類学的視点こそ大切であると、異型狭心症と新薬の教えを胸に、筆者は時間医学からフィールド医学へ、新たな展開を求めているのです。

なぞなぞ

筆者は一九六六年（昭和四一年）、九州大学医学部に入学しました。

「医学・医療に時間の概念を取り入れることが、医師としての使命である」

この思いは、たぶん、学生時代に植えつけられたように思います。

学生時代、医学以外にもいろいろなことを学びました。高校時代に比べて、とくに目新しく感じられた学問は、語学と哲学でした。ギリシャ語・ラテン語・中国語・ロシア語にも触れる機会があり、そのときの何かの語学の講義で、教授から次のなぞなぞを解くように言われました。手渡された用紙には、次の文章が書かれていました。

「三人の兄弟が一つの家に住んでいる。本当はまるで違う兄弟なのに、三人を見分けようとすると、それぞれが互いにうり二つ。いちばん上は今いない。これからやっとあらわれる。二番目もいないが、こっちはちょうど家から出かけたところ。三番目のちびさんだけがここにいる。それというのも、三番目がここにいないと、あとの二人はなくなってしまうから。でも、その大事な三番目がいられるのは、一番目が二番目の兄弟に変身してくれるため。あなたが三番目をよく眺めようとしても、そこにみえるのは、いつもほかの兄弟だけ！

さ、言ってごらん、三人は本当は一人かな？　それとも二人？　それとも……だれもいない？

さあ、それぞれの名前をあてられるかな？　それができれば、偉大な三人の支配者がわかったことになる。彼らは一緒に一つの国をおさめている……。しかも、彼らこそ、その国そのもの！　その点では、彼らはみな同じ」

おわかりになったでしょうか。

このなぞなぞの答えは、「時間」です。

一番目が「未来」、二番目が「過去」、そして三番目が「現在」。「その国そのもの」とは、たぶん、「生命」のことでしょう。時間が生命とともにあることを面白く表現しています。

時間とともにヒトはみな、老いていきます。「老い」とはだれしもが甘受《かんじゅ》しなければならない、生命をもつものの宿命です。「老い」は必ず進行し、生命としての機能は、時間とともに衰えていきます。この老いの速さは、遺伝的素因とともに、食事などの環境に影響されます。ちなみに、女性に比べて男性の老いが速いことは、健康をまもるための一つのキーワードかもしれません。誕生から死までの「時間の矢」の意味するものは、いったい何なのでしょうか。なぜ、ヒトはここに生まれ、存在し、そして死んでいくのでしょう。

四〇年前に受けた、大学でのこの授業が、今も筆者の研究課題になっています。

さて、時間を考慮した医学を見極めるには、時の流れのリズムを知ることが大切です。からだのリズムと病気のリズムは、天体のリズムと深い関係があります。その詳細は後述のとおりですが、天体の動きを知る「ものさし」として、時間を区切ったものが暦《こよみ》です。それゆえ筆者は、暦にはたいへん興味があり、その歴史を探ってきました。

そこで、暦に映るさまざまな神秘をご紹介したいと思います。

暦の誕生

観象授時としての暦の誕生は、中国の伝説時代の帝王、「尭《ぎょう》」が記したとされる、『書経』のなかにみることができます。仲春、仲夏、仲秋、仲冬の記載があり、おのおの、春分、夏至、秋分、冬至を示す言葉です。

わが国では、五五三年、欽明《きんめい》天皇の御代《みよ》に、暦を送るよう百済に要請したとの記載が、『日本書紀』に残されています。「日読《かよ》み」が暦の由来とされ、現在残っているもっとも古い暦は、静岡県浜松市付近から出土した木簡《もっかん》の暦の断片（七二九年の正月一八日からの三日分だけ）です。

いにしえの暦には、運勢暦（アルマナック、almanac）と天体暦（エフェメリス、ephemeris）がありますが、医学との関連として有用であるのは天体暦です。わが国の最初の天体暦は、七三〇年頃につくられたとされる七曜暦で、この天体暦には現在の一週間と同じ曜日の記号がすでに用いられており、太陽と月に加えて、土星、木星、火星、金星、水星の五つの惑星の位置が示されています。

このように、暦はもともと天文学を基礎として発達してきました。

太陰暦も、天文学から生まれるのですが、ここでまずは天文学の基礎を押さえることにしましょう。

地球の公転周期は三六五・二五日で、自転周期は〇・九九七三日です。太陽系最大の惑星である木星は、地球の一三一六倍の体積をもち、約一二年周期（正確には一一・八六二年）で公転しています。その自転周期は〇・四一四日であり、地球に比べてずいぶんと速く回転しています。木星は地球に比較的近く、大きな磁場を有しているため、地球上の生命にさまざまな影響を及ぼしていると考えられています。

イオ、エウロパ、ガニメデ、カリストと呼ばれる、木星の大きな四つの衛星は、ガリレオ・ガリレイが発見したことで有名です。興味深いことは、これらの衛星が、いずれも七日に関連した周期、つまり七日の約1／4倍、約1／2倍、約1倍、約2倍で自転していることです。おのおの、一・七六九一日、三・五五一二日、七・一五四五日、一六・六八九日です。このあたりに、一週間のルーツがあるのかもしれません。

月の自転周期は公転周期に等しく、ほぼ二七・三二二日です。「自転周期が公転周期に等しい」ため、月は常にその半面だけを地球に向けています。

ギリシャ・ローマ・ユダヤでは、月の満ち欠けのリズムに基準をおく暦、すなわち**太陰暦**が用いられていました。月の満ち欠けの周期、すなわち朔望月《さくぼう》が、二九・五三〇五九日であるため、二九日の小の月と三〇日の大の月を交互に用いることにより、月の満ち欠けと一致した暦となったのです。

わが国でも、太陰暦は明治六年（一八七三年）まで用いられてきましたが、現在では、世界中と共通の太陽暦カレンダーが用いられています。太陽暦は、太陰暦ほど天文学との関連性が濃くないという欠点があります。それだけに、旧暦の妙が思い起こされます。

ともあれ、これらの宇宙の星々は、地球上に生命が誕生して以来、ひと時も休まず、その影響を地球に及ぼし続けてきたのです。最近、ヒトを含む哺乳動物の脳のなかに、生体時計（あるいは、生物時計、体内時計）が存在することが明らかにされましたが、その時計は約二四時間の周

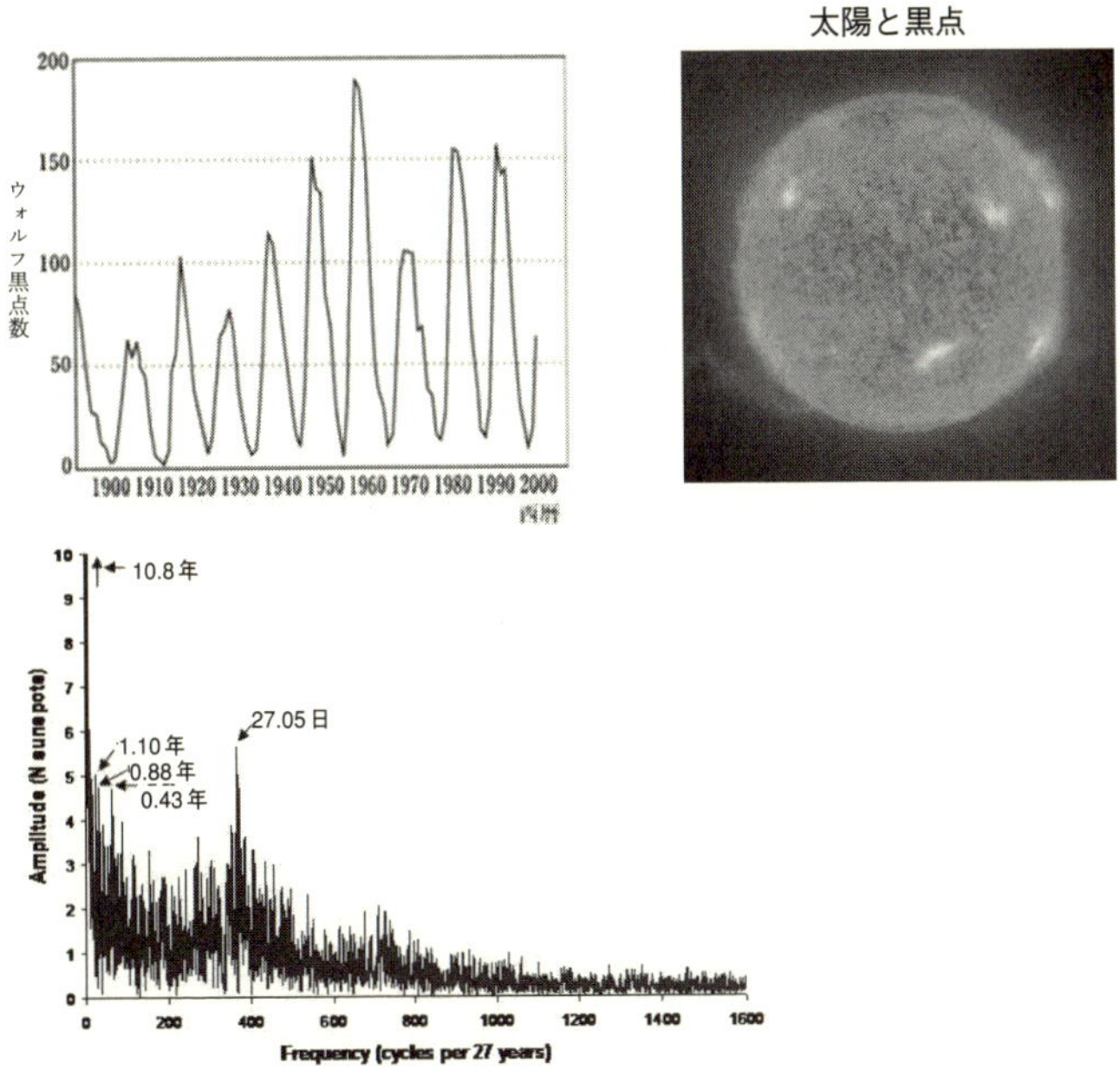

図3　太陽の黒点の変化と、そこに隠れるさまざまなリズム　©Halberg

宇宙の星々のなかで、地球にすむ生命にもっとも大きな影響を及ぼしているのは、太陽です。そして、太陽の影響を受けて獲得したリズムが、生体時計の約24時間のリズム（サーカディアンリズム）です。

上段右：太陽と黒点。磁気をともなって生成と消滅をくりかえす黒点は、地磁場への影響やオーロラの発生などとかかわるために、太陽活動の指標としてもっとも広く用いられています。黒点の領域は、太陽の表面温度が光球（太陽表面のこと）の温度に比べて、その1/2～1/3と低温になっているため、相対的に暗く黒くみえるので、その名がつけられました。この黒点の領域には数千ガウスという強力な磁場が広がっています。

上段左：太陽活動が盛んになると、太陽の表面にある黒点の数（ウォルフ黒点数）が増えるので、その推移で太陽活動の変化を知ることができますが、黒点数の変化には10.5年の周期と、その倍の21.0年の周期があります。黒点の10.5年周期はその変化の幅が著しく大きいため、太陽活動サイクルと呼ばれます。

下段：1975年5月から2002年4月までの27年間の、この黒点数の推移を、スペクトル解析という手法でリズム解析すると、図のような、さまざまなリズムが含まれていることがわかります。なかでも、10.8年のリズムとともに、27.05日のリズムが際立っています。その他、1.10年、0.88年、0.43年のリズムなどが抽出されています。

期とともに、その他、七日、三〇日、一二カ月、一〇・五年、二二年の周期をもっていることが知られています。このことは、宇宙と地球とのかかわりを示す、根拠の一つといえるのかもしれません。

地球にすむ生命は、休むことなく宇宙の星々と対話しているのです。暦は、その対話の一つの形ともいえるでしょう。

蒼蒼たり、天と地は――荘子の第六感

二〇〇七年九月一四日午前一〇時三一分、二一世紀の月探査ラッシュの先陣をきって、月探査機「かぐや」が、鹿児島県・種子島宇宙センターから打ち上げられました（月の起源が見極められ、やがては、宇宙の起源が解明されることを願っています）。

人類初の有人飛行が行われたのは一九六一年四月一二日で、午前九時七分からの一〇八分間のことでした。ユーリ・ガガーリンを載せたソ連の有人宇宙船ボストーク1号が、バイコヌール宇宙基地から打ち上げられ、世界中を驚愕させました。

同日の夜の、帰還後の記者会見で、ガガーリンが、「地球は青かった（地球は青いベールを纏《まと》った花嫁のようだった）」という言葉を残しています。筆者の耳には、ついこの間のことのように残っており、そのときの感激は強く心に刻まれています。

ケネディ大統領は、宇宙開発に関してソ連におくれをとっていたことを憂い、同年五月二五日の米国特別両院合同会議で、「一九六〇年代の月着陸計画（アポロ計画）」を宣言し、巨額の予算を投じました。

"I believe that this nation should commit itself to achieving the goal, before this decade is out, of landing a man on the Moon and returning him safely to the Earth. No single space project in this period will be more impressive to mankind, or more important...; and none will be so difficult or expensive to accomplish."

「いかに困難であろうとも、月に着陸し無事に帰還するというプロジェクトを、一〇年以内に成し遂げることこそが、われわれにとってもっとも重要な使命であり、またすばらしい課題でもある」

当時、中学生であった筆者はこのことを、倫理学を担当していた当時の校長から、授業のなかで教えられました。敬虔《けいけん》なキリスト（聖トーマス協会）教徒であり、ケネディ大統領の熱烈な支持者であった校長は、ことあるごとに大統領の言葉を引き合いに出し、講義していました。

そして、その言葉どおり、一九六九年七月二〇日、アポロ11号が人類初の有人月面着陸に成功しました。月面の「静かの海」をゆっくりと跳ぶように歩く、ニール・アームストロング船長の姿を掲載した朝刊が、今もまぶたに浮かんできます。

"That's one small step for a man, one giant leap for mankind."

「小さな一歩だが、人類にとっては大きな飛躍だ」と、微小重力で歩く一歩が、「ゆっくりと跳ぶように歩くさま」であることをもじった、これも心に残る言葉でした。

さて、一九六一年にガガーリンが、「地球は青かった」という言葉を残していますが、二千数百年前に、すでにこのことに気づいていた人物がいます。

荘子《そうし》です。荘子は、ギリシャのアリストテレスとほぼ同じ頃の、紀元前三七〇～三〇〇年頃の人物といわれています。荘子は、人間の健康な生命を息苦しく束縛する常識的な規範を超越し、人間の世界と自然とが調和することにこそ、真の健康をもたらす術《すべ》がある、と教えてきました。

彼の著書といわれる『荘子《そうじ》』の逍遥遊篇《しょうようゆうへん》のなかに、次のような文章があります。

野馬と塵埃《じんあい》と生物の息を以って相吹くと、その遥《はる》かなる高みにひろがる天の蒼蒼《そうそう》たるは、其《そ》の正の色なるか、其の遠くして至極《いたりきわ》まる所なきがためか。其の九万里の上よりして下を視《み》るも、また、かくの若《ごと》く蒼蒼たらんのみ

「生き物がひしめき合って、呼吸するこの地上の世界。その高く広がる天空の青さよ。それは天空の色であろうか、それとも、天と地の限りない隔たりが、青く見せているのか。おそらく、無限の距離がそれを青く見せているのであろう。今、九万里の天空より地上の世界を見下ろしたとき、この世界もまた青一色で広がっているのであろう」というような内容です。

荘子が、二千数百年前に、すでに「地球が青い」ことを知っていたことは、驚きです。この感覚はどこからきたものなのでしょう。

たぶん、荘子には、五感（視る、聴く、嗅《か》ぐ、味わう、触る）を超えた、第六感があったのでしょう。

人間の五感は、いずれも脳に近い顔面が、その主役を担っていますが、第六感とは、どのようなものなのでしょう。からだのどこが、それを担っているのでしょう。

たとえば、渡り鳥は、遠い目的地の方角を、どのようにして記憶しているのか。

その秘密は渡り鳥が地磁場《ちじば》を感知していることにあります。

ミツバチは蜜《みつ》を見つけると、その方角を仲間に知らせるために、尻振《しりふ》りダンスをしますが、この尻振りダンスの方角も地磁場と深い関係があります。

その他、アカネズミやサメやエイ、イルカも磁気を感知し、生活行動に利用しているといわれています。

イモリも同様に磁気を感知し生活していますが、最近、米国の科学雑誌「サイエンス」に、イモリの磁気を感知する受容器が、中脳の上丘《じょうきゅう》という部分にあることを発見したと報告されました。

人間にも、地磁気を感知する能力が備わっていたとしても、不思議ではありません。

第六感の科学的解明は、まだまだ謎に包まれているのが現状ですが、それでも少しずつ、確実に、明らかにされてきているのです。

すべての生物に約二四時間のリズムあり

筆者は、荘子の第六感を読み解く一つの鍵として、生体リズムが関係しているのではないか、とも考えています。ここではそのことに触れることにします。

原核細胞(シアノバクテリア)、真菌類《しんきん》(アカパンカビ)、無脊椎《せきつい》動物(ショウジョウバエ)、脊椎動物(マウス)など、ヒトを含む地球上のすべての生物に、約二四時間の生体リズムがみられます。生体リズムが種を超えて普遍的にみられることは、生物が急激に多様化した五億年前のカンブリア紀以前に、すでに生物がこの機構を身につけていたことを推測させます。

すなわち、四六億年前に地球が誕生し、三八億年前に地球上に生命が生まれたとすると、三〇億年を超える歳月をかけて、生き延びるために生物が最初に獲得した生理機能が、生体リズムなのです。

大気やオゾン層の薄い、今より過酷な地球環境のなかで、地球上の生命は、太陽からの恵みと害を強烈に受けつつ、さまざまな自然現象、宇宙現象の振動に応答し、進化をくりかえし、その適応の所産として、体内に生体時計を獲得したのです。

約二四時間のリズムも生体リズムです。これは、太陽から地球に降り注ぐ、光（可視光線）のリズムを生命のなかにコピーしたリズムです。

では、あらゆる生体リズムは、光のリズムから生まれたものなのでしょうか。

実は、そうではないのです。生体現象を詳細に解析していくと、光のリズムとは必ずしも関連のない、いくつかのリズムが抽出されてきます。たとえば、**七日のリズム**が、それです。

私たちヒトも、七日のリズムをもっています。このことは、何を意味しているのでしょうか。

それは、可視光線以外の光線（太陽宇宙線）も、からだに影響を及ぼしているということです。宇宙と生命とのかかわりは、可視光線（光）だけではない。非可視光線にも注目することが必要だということです。

このあたりに、荘子の第六感を解明する鍵がありそうに思っているのですが、みなさんはどう思われますか。

病気と秘かに対話し、それをなだめる脳

一九七三年の春には、医師として診療を始めて、あっという間に一年が経っていました。

ある日のことです。

一四歳の一見まったく健康にみえる中学生が、「夜間、ときどき胸騒ぎがして、目が覚める」ことがあるので、診《み》てほしいと、筆者の病院を訪ねてきました。

ホルター心電図で検査をすると、その正体が、「夜間の睡眠中にだけ出現する、心室不整脈という良性の不整脈」であることがわかりました。それは、そのまま放置しておいてもいい不整脈です。しかし、良性とはいえ、一万個もの不整脈が毎晩出現しているのです。当時、研修医だった筆者は、その出現頻度が高いことと、夜だけに出現していることが不思議でした。そこで、この患者の睡眠中の脳波を連夜記録し、睡眠状態と不整脈との関係を探ってみました。その結果、思いがけない事実が発見されました。

不整脈の出現を、脳が見事に感知していたのです。

心室不整脈が発現するや否や、脳はそれを見逃すことなく、すべての出現を感知し、脳波にK-コンプレックスという波形を出すことで応答していたのです（その波形については図4を参照）。K-コンプレックスは、本人が気づかぬようなかすかな音によっても誘発されるほどに鋭敏な、環境変化に対する脳の応答をあらわしています。「このまま眠ってもよいのか」を眠っている脳が判断し、対応しているのです。

不整脈が出現するたびに、一晩中、脳は的確に反応し、間髪をいれず、K-コンプレックスを発現していました。連夜、睡眠中の脳波を観察しましたが、脳はどの夜も、休むことなく働き続けていました。当の本人は、このことにまったく気づいていないようで、よく眠っています。目

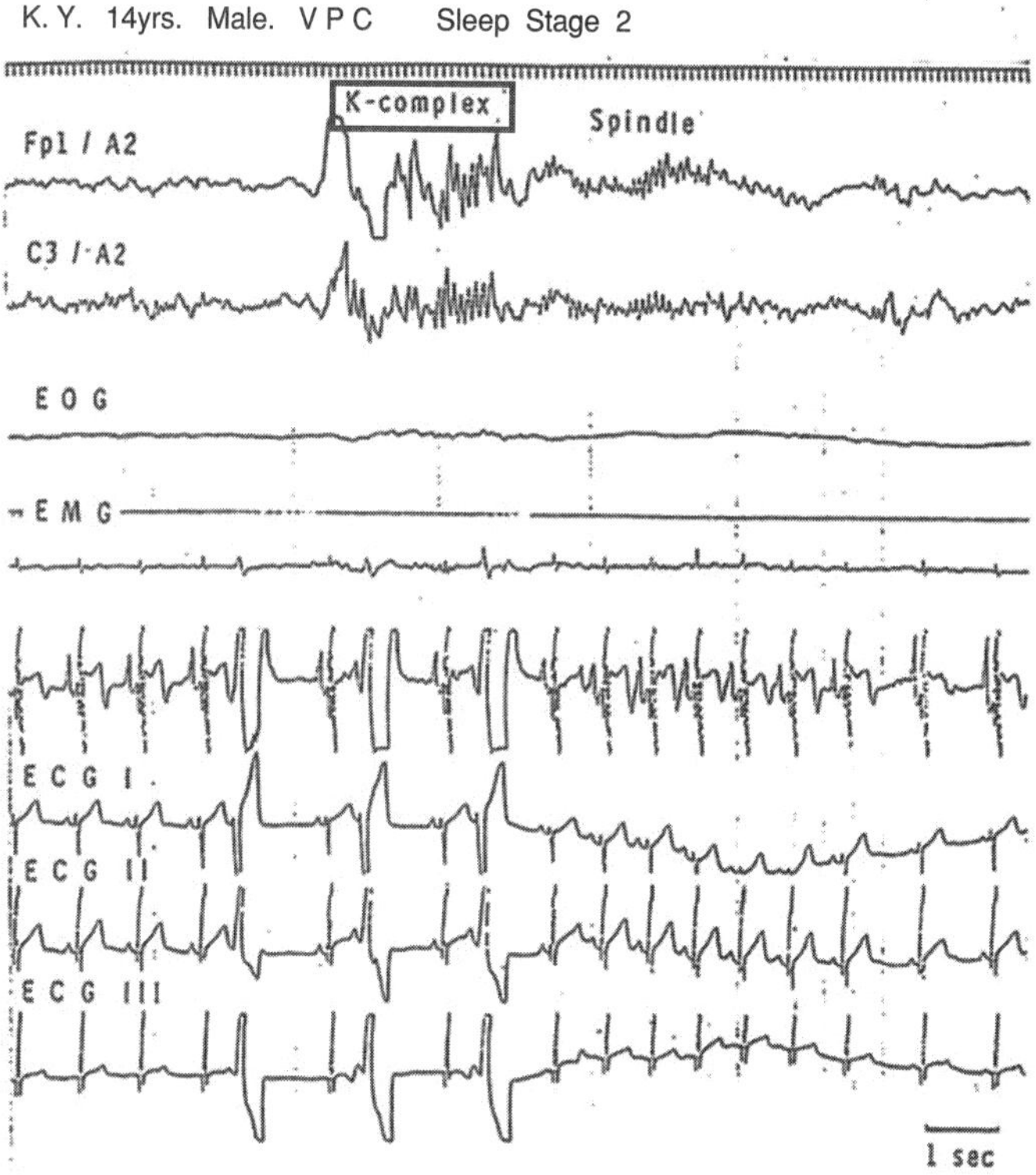

図４　病気と秘かに対話し、それをなだめる脳

脳波は睡眠とともに変化します。うとうとした状態（睡眠深度１）の後、深い眠りに入っていきます。深い眠り（睡眠深度２）への移行期に、脳波にＫ－コンプレックスがあらわれます。Ｋ－コンプレックスは、深い眠りに入ってよいか否かを監視する脳の見張り番です。大きな幅広い振幅と紡錘形の速い波とが対をなしてあらわれます（図中 K-complex）。

睡眠深度２へ移行しますと、紡錘形の速い波がくりかえしあらわれるようになり、睡眠紡錘（図中 Spindle）と呼ばれます。

図の14歳少年の睡眠脳波記録では、心電図記録（図中 ECG I、II、III）に心室不整脈が出現すると、脳はＫ－コンプレックスを出して、そのまま眠ってよいかどうか判断し、すかさず睡眠紡錘を出して、脈を速くし、不整脈の出現を遮断しています。

が覚めた後、詳しく尋ねてみても、もちろん、何も感じていないと答えます。

この患者のホルター心電図を解析すると、心室不整脈が、「脈拍が遅くなったときにだけ出現する」という特徴をもっていることがわかりました。一般に、脈拍数は昼間多く、夜間の睡眠中には心臓を休めるために、脈拍数も少なくなります。脈拍が遅くなったときにだけ、出現するという特殊な不整脈。それが、この少年の場合、不整脈発現の原因でした。

この少年の脳波をみてみますと、脳と心臓との対話が読みとれます。不整脈の出現に続いてK－コンプレックスがあらわれたあと、睡眠中の脳は、脳波の特殊な波形である睡眠紡錘《ぼうすい》を出して対応します。そして、この脳波の睡眠紡錘に呼応するかのように、心臓が脳の指令に反応して、脈拍を速くしているのです。そして、脈拍が速くなるとともに、不整脈は消失していました。すなわち、脳は不整脈を感知し、それが「脈拍が遅いことが原因であるゆえと即座に判断し、脈拍を速くした」のです。これが、「夜間、ときどき胸騒ぎがする」原因でした。

脳は、睡眠中ですら、意識のない状態でありながら、何よりも早くからだの異変を察知し、それに対応して己の力で治療していたのです。

驚くべき生命の不思議です。

夜だけ発現する痛み、すべての生物に宿る二四時間リズム、病気と対話する脳……。一見バラバラなトピックを紹介してきましたが、すべてに関係していたのが「時間」です。

時間が人間のからだ、リズム、病気にいかに影響を及ぼしているか。裏を返せば、時間という概念を加えない医療は、現実的ではないということです。そのことが、この序章で少しはご理解いただけたと思います。

ではこれから、いよいよ、時間と生命の不思議な関係、時間医学の世界へと、みなさまをご招待しましょう。

第一章

時間医学とは何か

未病の原因は生体リズムの乱れ

今、**「未病」**が注目されています。

未病とは、未《いま》だ病気ではないものの、そのまま放っておくとやがて、本物の病気になってしまう状態のことをいいます。

その一つが**メタボリック症候群**です。メタボリック症候群とは、肥満があり、血液中のコレステロールや中性脂肪、あるいは血糖が少し高めで、血圧も正常よりは少し高い場合のことをいいます。いずれも、病気というほど異常ではないのですが、そのまま放置しておくと、心筋梗塞《こうそく》や脳卒中を発病する確率が三倍以上にもなります。それゆえ、健康を維持するためには、未病について識《し》っておくことが大切です。

最近、この「未病」の原因が、**生体リズムの乱れ**にあることが明らかにされてきました。乱れた生活リズムをくりかえしていると、からだのリズムが壊れ、やがて病気になってしまいます。ごく最近、科学の目から、からだのリズム（医学的には、生体リズムといいます）の乱れが、生活習慣病や癌の原因であることが明らかにされたのです。

分子生物学の立場からは、生体リズム研究が急速に進歩し、からだのリズムは、**時計遺伝子**がリズミカルに振動することによって、つくられていることが発見されました。

時計遺伝子とは、生体リズムをつくる遺伝子のことです。この時計遺伝子には六つのファミリーがあります。そのうち一つでも遺伝子異常が発現しますと、それがもとで生体リズムが乱れ、ヒトは肥満、高血圧、高脂血症（血液中にコレステロールや中性脂肪が多い状態）、糖尿病などを発症し、また、骨粗しょう症や発癌の頻度も増すことになってしまうのです。

自覚症状がなく、まだ病気ではないものの、いつか発病する、いわば「病気になる前の状態」のことを「未病」といいますが、この言葉は、すでに古代中国の漢方医学第一の古典、『黄帝内経』に記載されています。

名医とは未病の内に治すことにあり。

わが国でも一八世紀、江戸時代に、貝原益軒《かいばらえきけん》によって著された『養生訓《ようじょうくん》』に「未病」の記載があり、今日でいう生活習慣病への心配りが、独特の語り口で述べられています。

最近、医学は飛躍的に進歩し、ＣＴ（コンピュータ断層撮影）やＭＲＩ（核磁気共鳴画像法）を用いれば、私たちのからだの中をつぶさに診《み》ることができるようになりました。その結果、「健康か、病気か」の区別がはなはだ困難になってきました。

たとえば、六〇歳を過ぎた人が脳のＭＲＩを撮ると、小さな脳梗塞像が一つや二つみられることは、あたりまえのことです。もちろん自覚症状はないので、本人は健康そのものと思っています。

「健康とは何か、病気とは何か」を、もういちど問い直す必要性に迫られているのです。

そこであらためて登場したのが、「未病」という考え方です。

健康と病気は連続したものであり、その中間が未病であるというわけです。

肥満、高脂血症、高血圧、脂肪肝《しぼうかん》（余分にとりすぎた栄養分が、脂肪として肝臓に過剰に蓄積された状態）などがこれに相当します。

なかでもメタボリック症候群は、これらの未病を三個以上合併してもっている場合を指し、最近とても注目を集めています。メタボリック症候群になると、とくに心筋梗塞になりやすく、心筋梗塞などの急性冠症候群で死亡する確率が三・八倍にもなることが明らかにされています。

未病の原因が、生体リズムの乱れにあるのなら、健康を維持するためには、生体リズムについて識っておくことが必要です。その生体リズムとは何かを探求する学問が、**時間生物学**です。

そして、時間生物学の研究成果を、医療に応用した学問が、**時間医学**なのです。

本書では、生命を操る生体時計の謎と魅力を紹介し、時間生物学と時間医学の智恵を識っておくことが、健康をまもるための秘訣であることを、できるだけわかりやすく解説したいと思います。

二人に一人は仮面病

序章でも出ましたが、この**「仮面病」**という言葉は聞いたことがありましたか。

健康診断を受け、検査結果が正常だったので安心だ、と思われている方が多いと思います。たしかに、それは道理です。ところが最近、仮面高血圧や仮面うつ病など、**健康診断や病院の検査では見つからない病気**が、予想外に多いことがわかってきました。私は、二人に一人が仮面病だと思っています。

病院などでの検査がたとえ正常で、健康だと診察されても、仕事中は高血圧となる場合や、気分が抑うつになる場合などがそれに相当します。また、家庭で何らかのストレスがあれば、家庭にいるときだけ高血圧などの病状が出現することもあります。仕事に出かける前に、これからの仕事はじめに緊張するとか、嫌悪感が出るようなことがあると思いますが、このような場合にも、さまざまな病状が隠されていたりするのです。あるいは、睡眠の質が十分ではなく、いびきが原因で、夜間だけ高血圧という人もいます。

通常の健康診断や、病院での検査だけでは、病気が仮面に隠されてしまって、見つからないことは少なくありません。医師から、「検査結果は正常ですよ、健康ですよ」と説明を受ければ、本人も健康だと思ってしまいます。しかし、知らぬ間に動脈硬化《どうみゃくこうか》が進行し、数年後あるいは十数年後になってはじめて、心臓肥大とか尿の異常とかが見つかることもよくあるのです。

あるいは、医師から健康だと言われたものですから、毎年受けなければいけないはずの定期検診を受けない人も、出てくるかもしれません。その結果、ある日、突然、心臓病や脳梗塞、あるいは腎臓病、肝臓病などを患ってしまうことになるのです。

病気にならないための医学の智恵を、ご自分で識っておくことの大切な意味が、ここにあります。

筆者は京都大学の松林公蔵教授とともに、高知県T町の地域住民を対象に、フィールド医学調査を実施しています。そのなかでの長寿検診で、平均七五歳の高齢者住民の仮面糖尿病の頻度を調査しました。そして驚きました。**通常の健康診断では見つからなかった糖尿病が、四四・五%の高齢者住民の方に見いだされた**のです。

二人に一人の頻度で仮面病であるのなら、仮面に隠された病気を早期に見つけだすためには、何をすればよいのでしょう。本書ではそのことを、わかりやすく、そして丁寧に、解説していきたいと思っています。

二四時間リズム（サーカディアンリズム）

未病を発見し、あるいは仮面に隠された病気を早期に見いだすためには、何をすればよいのでしょうか。

最近の研究成果から、生体リズムの乱れが、未病や仮面生活習慣病、あるいは発癌の原因であることが明らかにされてきました。

私たちヒトのからだの働きには、約二四時間のリズムがあります。自律神経やホルモンの働き、

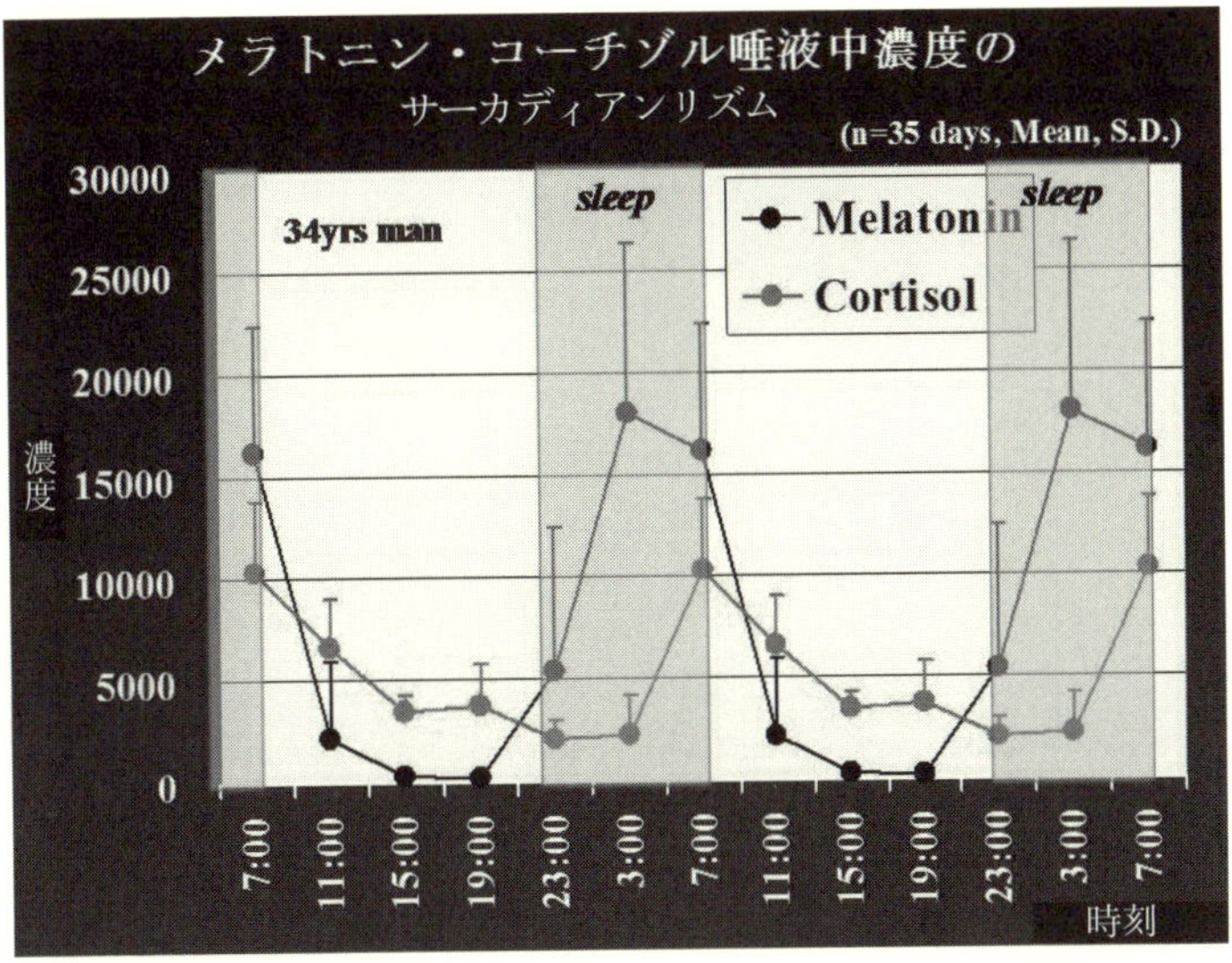

図5　ヒトの代表的なホルモンであるメラトニンとコーチゾルの、約24時間のリズム

ホルモンの活動には、明瞭なサーカディアンリズム（約24時間のリズム）がみられます。

このグラフは、健康な34歳男性の、メラトニンとコーチゾルの記録です。

睡眠を誘うメラトニンは、就寝とともに増加し、起床とともに減少します。一方、生命活動の中心的役割を務める副腎皮質ホルモン（コーチゾル濃度）は、夜間に少なく、起床とともに増加します。

このように、ホルモンはすべて、約24時間のリズムをもっていますが、その活躍する時間帯に最大になるように、リズムの位相にずれがあります。この図に示したメラトニンとコーチゾルのリズムには、約8時間のずれがあることが読みとれます。

体温や脈拍数・血圧などは、約二四時間を周期として規則正しい変動をくりかえしています。このリズムは**サーカディアンリズム**と呼ばれています。

「サーカ」とはラテン語の“circa”で「約、おおよそ」、「ディアン」とはラテン語の“dian”で「一日」の意味です。太陽光の二四時間リズムと連動する（実際には、二四時間と少し違った二五時間〈昼行性動物〉や二三時間〈夜行性動物〉）リズムを呈することから、一九五九年、ミネソタ大学のフランツ・ハルバーグ（Franz Halberg）教授（写真1）がこのように名づけました。

時間の概念をとりいれた医学研究は、一九四三年、ピンクス（Pincus）らによる、健常男児の17-OHCS・17-KS排泄《はいせつ》に昼と夜の差があることの発見に始まるとされています（17-OHCS・17-KSというのは、生命《いのち》の活動度の目安となる、副腎皮質《ふくじんひしつ》ホルモン活動の強さをあらわす指標です）。しかし、ピンクスの研究報告は単発的で、二の矢、三の矢に相当する研究は報告されませんでした。

この時間医学研究を体系化したのは、ミネソタ大学時間生物学研究所教授のハルバーグ博士でした。

ハルバーグは、一九一九年七月五日に、ルーマニアのビストリッツ（Bistritz）に誕生し、一九三七年、クルジュ（Cluj）大学に入学し医学を志しました。一九五〇年に、好酸球（白血球の一種）が規則正しい二四時間変動を示していることを見いだし、以来、矢継《やつ》ぎ早に生体リズムに関する一一八編の論文を発表した後、一九五九年に、はじめてサーカディアン（circadian）という言葉を用いた論文を発表しました。

この論文は十数頁にも及ぶ長文で、時間生物学元年と言わしめるほどの影響を及ぼした論文でした。しかし、**ホメオスターシス**（homeostasis、恒常性、五九頁参照）を基本概念とした当時の西洋医学には受け入れられ難く、当時、一流誌にハルバーグへの反対論文が相次いで掲載され、講演を行うたびに数々の批難と侮蔑《ぶべつ》の言葉が浴びせかけられました。

それでも、生体リズムは存在すると主張し続け、一〇年間の曲折を経て、一九六九年にはじめて、新しい分野の医学として認められ、時間生物学（chronobiology、クロノバイオロジー）と称されるようになりました。

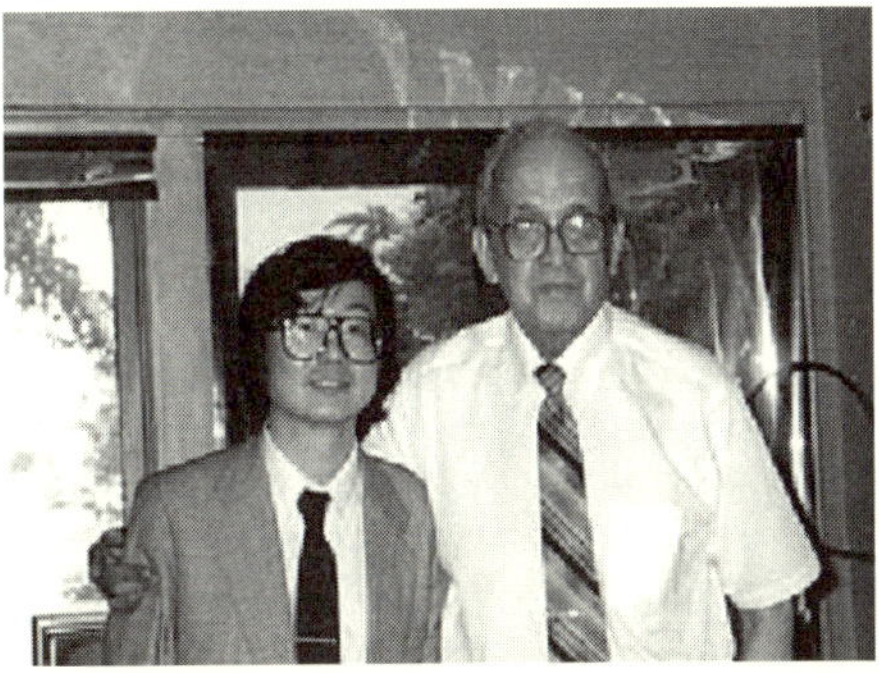

写真1　ハルバーグ教授（右、70歳）と筆者（左、41歳）
1989年、ミネソタ州ミネアポリスのハルバーグ教授の自宅にて。

その後、世界の至るところから、時間生物学に関する数多くの研究が報告され、**生命活動のすべてに生体リズムが存在する**ことが知られるようになりました。

たとえば、内分泌ホルモンの変動は、すべて約二四時間を周期として、規則正しい変動をくりかえしています。生命活動の基本を担う副腎皮質ホルモンや、血圧レベルを調節するレニンやアルドステロンなどの副腎髄質ホルモン、意欲を高め活動力を亢進《こうしん》させる甲状腺ホルモン、

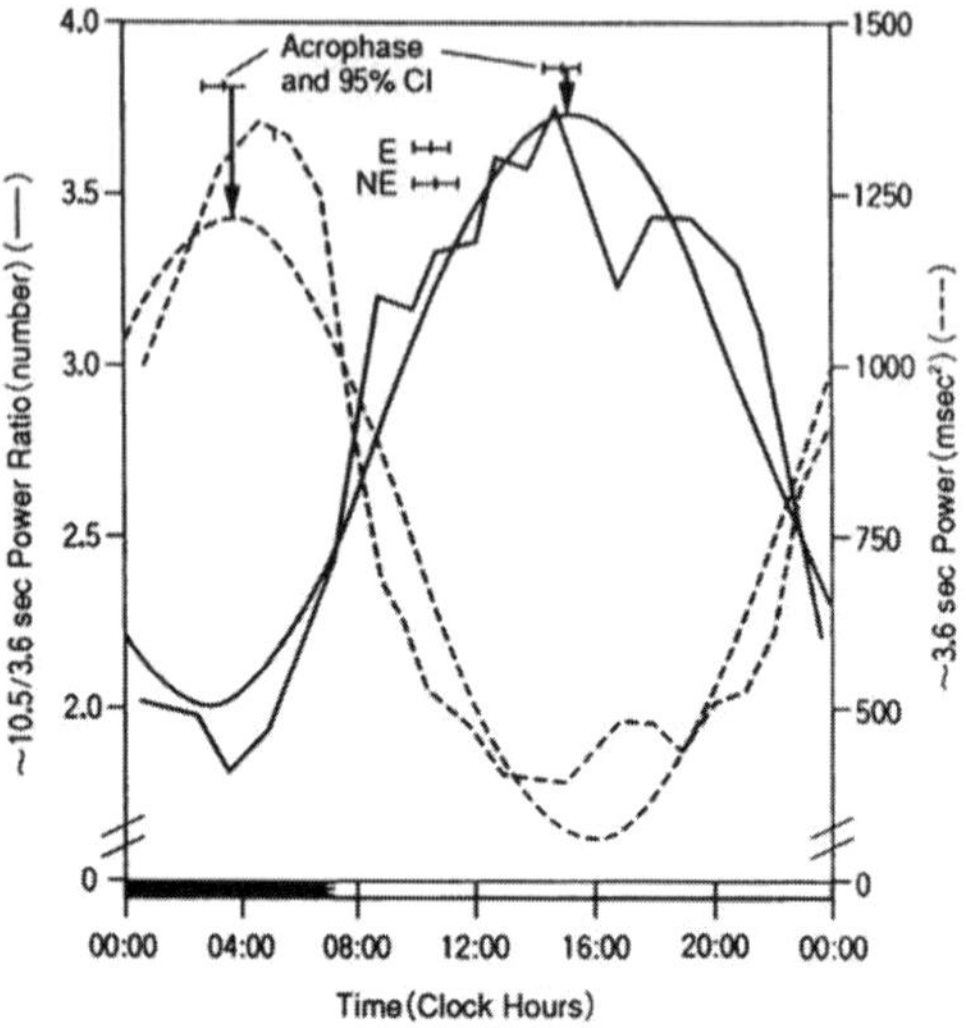

	"Tone"	
	"Sympathetic"	"Parasympathetic"
P:	<0.001	<0.001
MESOR±SE:	2.88±0.04	769±24
Double Amplitude (95% CI):	1.70 (1.46, 1.96)	904 (763, 1045)
Acrophase (95% CI):	14:51 (14:26; 15:24)	03:36 (03:00; 04:12)

図6　自律神経活動にみられる約24時間のリズム　©Halberg

自律神経の活動にも、明瞭なサーカディアンリズムがあります。

心臓の副交感神経活動をあらわす指標（心拍ゆらぎのHF成分）は、夜間大きく昼間小さい約24時間のリズムを示します。

一方、心臓や血管の交感神経活動をあらわす指標（心拍ゆらぎのLF/HF比）は、副交感神経活動とは、ちょうど逆の変化を示し、昼間大きく夜間小さい約24時間のリズムを示しています。

すなわち、いずれも約24時間のリズムをもっているものの、そのリズムの位相に、12時間のずれがあることになります。

交感神経ホルモンは、副腎からも分泌されます。エピネフリン（図中、E）とノルエピネフリン（図中、NE）です。図中に、そのホルモンが1日のうちで最高になる時刻を、標準偏差とともに図示しています。心拍ゆらぎからみた交感神経活動のピークに、2～3時間先行しているものの、そのホルモンのピークが、昼間にあることが示されています。

尿量を調節し体内の水分量のバランスをとる抗利尿ホルモンなど、すべての内分泌機能に、約二四時間の周期（サーカディアンリズム）がみられます。

自律神経機能にもサーカディアンリズムがあります。ノルアドレナリンやアドレナリンは、活動モードを反映する自律神経（交感神経）系ホルモンですが、昼間に増え、夜間に低下する明瞭なサーカディアンリズムを示します。

一方、休息モードを反映する副交感神経活動のリズムは、これまで十分には明らかにされていませんでしたが、最近、心拍変動という数理解析手法が登場し、心臓の副交感神経活動が測定できるようになりました。その結果、**副交感神経活動は、夜間に高まり、昼間に低下する**という明瞭なサーカディアンリズムが観察されました。

ハルバーグの業績——時間生物学から時間医学へ

ハルバーグが活躍した二〇世紀初頭は、時間生物学の巨匠が輩出《はいしゅつ》した時代でもありました。アショッフ（Aschoff）博士は、時間生物学の領域をハルバーグと二分する巨匠でした（写真2）。

アショッフは、生体リズムと環境とのかかわりの妙を見いだしました。すなわち、サーカディアンリズムのリズム長（周期）が、照明条件や照度の強さに影響されて、微妙に長くなったり短くなったり変化することを発見しました。この現象は、アショッフの法則と呼ばれ、後世の生体リズム研究の原典となってきました。環境のなかでも日照（光）に焦点をあてたことは、当時とし

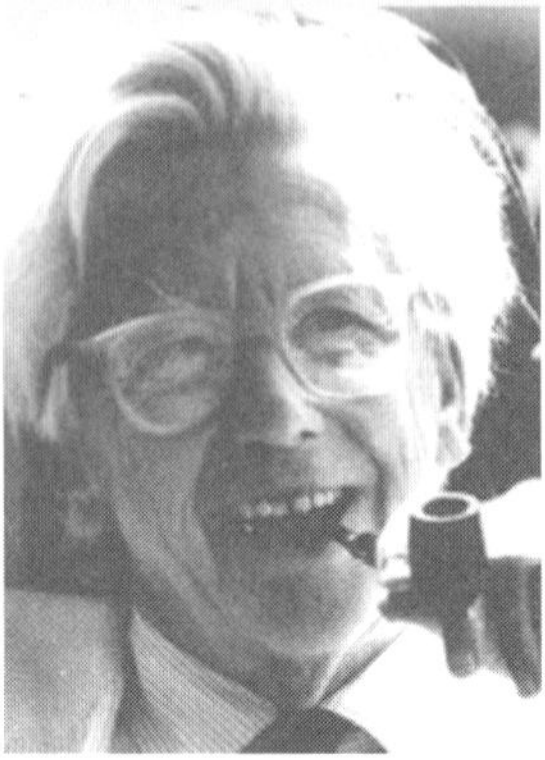

写真2　アショッフ（Jurgen Aschoff）博士（1913年1月25日～1998年10月12日）

てはまさに慧眼《けいがん》でした。

ハルバーグの盟友、ヒルデブラント（Gunther Hildebrandt）博士は時間生物学の立場からの正常値を検索し、適応の生理学を確立しました。そして、この体系を時間衛生学（chronohygiene、クロノハイジーン）という新しい時間生物学の領域として開拓していきました。晩年はハルバーグとともに七日リズムの存在を追究していましたが、一九九九年三月六日、惜しまれながら七五歳でこの世を去りました。

もう一人の巨匠、メンゼル（Werner Menzel）博士は、時間生物学の概念を薬物治療学へ応用することに多大な業績を残した人ですが、一九九八年一一月一七日、九〇歳でこの世を去っています。

当初、時間医学は時間生物学と呼ばれていました。時間生物学という言葉が、やっと認められはじめた頃ですので、まだ時間生物学を医学へ応用しようとの考えは、思いもよらぬことだったのでしょう。

それをやってのけたのがハルバーグです。彼が、時間生物学を時間医学へと発展させ、確立したわけです。

ハルバーグにより、血圧変動にサーカディアンリズムが存在することが発見されたのが、一九六六年です。以来、臨床医学の立場からの生体リズム研究は、循環生理医学・神経精神生理医学・内分泌医学の分野を中心に発展し、その後二〇年近くを経た一九八五年に、米国の心臓病専門医のミューラーにより、心筋梗塞の発症に約二四時間の周期性がみられることが発表されました。この発表を機に生体リズムの考え方は、循環器・内分泌・精神・神経・呼吸器・消化器・産科を問わず、ほとんどすべての臨床医学の分野に、飛躍的に普及することになります。

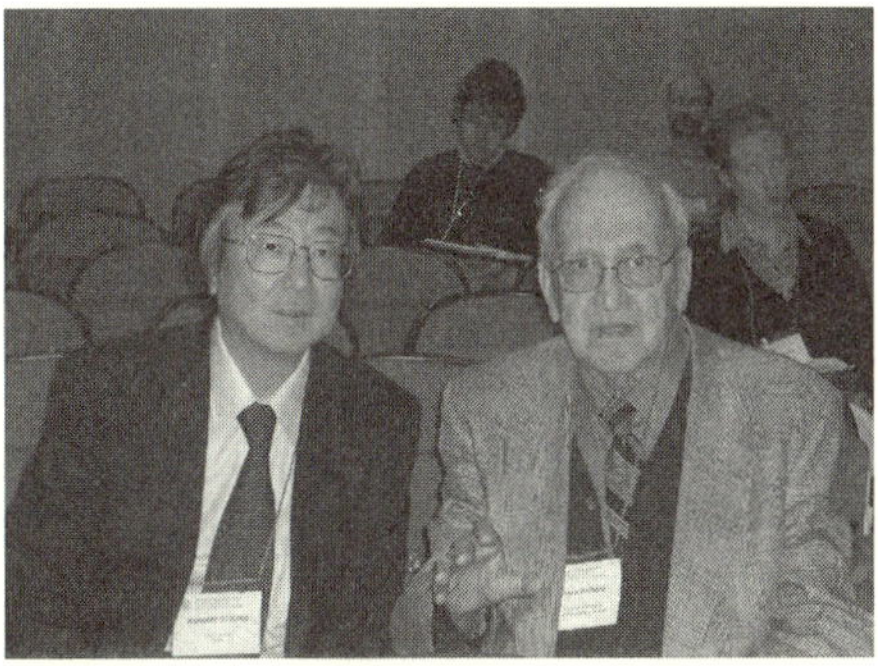

写真3　ハルバーグ教授（88歳）と筆者（59歳）
2007年、ウィーンで開催された、欧州天文学国際学会の会場にて。

筆者とハルバーグとの出会いは一九八七年です。一九八一年、筆者の論文をみて、ハルバーグはFAXでたびたび連絡をとってきました。

「医学にも医療にも、時間生物学を導入し、普及することが大切だ。それがわれわれの使命である。一緒に研究しよう」

という内容の言葉を、FAXで、熱く語りかけてきたのです。当時は、FAXが出はじめて間もなくで、Eメールはまだ使われていませんでした。当時、FAXを使って国際間でこれほど繁《しげ》く意見を交換した学者は、世の中に、それほどいなかったのではないでしょうか。

筆者は一九八七年、ミネソタ大学のハルバーグを訪れ、時間生物学とは何か、時間医学とは何か、そしてこれから二人で一緒に何をすべきか、を熱く語り合いました。今は、Eメールで毎日、二～一〇通の連絡を取り合っています。

さて、一九七二年は、生体時計（体内時計、生物時計）が脳の視床下部《ししょうかぶ》のなかにあることが発見された節目の年です。一九九七年にボストンで、その二五周年記念学術集会が開催されていました。ちょうどそのとき、ヒトをはじめとする哺乳動物の生体時計は、時計遺伝子の働きで時を刻んでいることが発見されました。

そのため、**一九七二年は生体時計元年、一九九七年は時計遺伝子元年**と呼ばれています。一九九七年を境に、生体リズム研究は生理学・薬理学の時代から生化学の時代へと移行し、発展していくことになったのです。

生物は、生体リズムをどのように獲得したのか

地球上の生命は、約二四時間の生体リズムを、どのようにして獲得したのでしょうか。その起源はどこにあるのでしょうか。

さまざまな立場から、数多くの研究がなされました。研究の結果、宇宙への適応の所産として、効率よく生きていくために、私たちは生体リズムを獲得したと考えられています。太陽からの恵

みと害を強烈に受けつつ、さまざまな自然現象、宇宙現象の振動に応答し、進化をくりかえし、その適応の所産として、体内に時計遺伝子を獲得したのです。

約二四時間の生体リズムは、太陽の光のリズムに適応した結果の産物です。

それでは、宇宙からのシグナルは、太陽光だけでしょうか。

序章でも述べたように、宇宙の彼方からは、目にはみえない、数えきれないほどのシグナルが届いています。

そのシグナルには、私たちのからだは、適応していないのでしょうか。

もちろん、そうではありません。私たちは、太陽光以外の宇宙現象の振動にも、ちゃんと応答し、適応していました。

たとえば、一九九四年にマサチューセッツ工科大学（ＭＩＴ）のリチャードソン（Richardson）博士によって発見された**太陽風の一・三年のゆらぎ**の周期に、あたかも呼応するかのように、家庭血圧の変動にも一・三年のゆらぎが観察されます。一九九四年から七年間、毎日記録した朝の**家庭血圧**（一般的には、二二八頁の表2に示した条件で、朝と夜に家庭で測定した血圧値と脈拍数を指す）に、一週間のリズム、一カ月のリズム、一年のリズムとともに、一・三年のリズムが刻まれていたのです。そして突然死の頻度にも、一・三年の周期性が見いだされました。

私たちのからだは、目にはみえない宇宙の彼方からのシグナルに、きちんと反応し、それに適応していたのです。

図7　ヒトのリズムと宇宙のリズム　©Halberg

私たちの住所は、大宇宙の住所録からみると、乙女座超銀河団、銀河系オリオン腕《わん》、太陽系、地球、日本ということになります。地球上にすむ生命《いのち》は、宇宙の星々のなかでも太陽の影響を、もっとも強く受けて進化してきました。

太陽は約1億5000万kmほど離れたところにあり、太陽の半径は70万kmもあります。直径で表現すると地球の109倍もある巨大な熱のかたまりです。中心付近の温度は1500万度（表面で6000度）もあり、地球がS極とN極をもつ磁石であるように、太陽も巨大な磁石としての性質をもっています。太陽の磁場はきわめて強く、太陽の表面にみられる、プロミネンス、フレア、コロナ、黒点などはすべて磁力線が関係した現象で、X線・ガンマ線などの放射線や、太陽宇宙線と呼ばれる高エネルギー電磁波を地球に送り込みます。この地球に影響する放射線や電磁波は、あたかも地球に向かって吹く風のようですので、太陽風（solar wind）と呼ばれています。

フレアは、太陽活動に一致して黒点付近で生じる大爆発のことで、その磁場は強力です。太陽風に乗って地球に届いた、フレアからの強い磁場は、しばしば電波障害を引き起こします。

黒点群上空のコロナも、その一部がちぎれて外部空間に飛び出し、太陽風に乗って飛来し、地球にぶつかることがあります。これらの強力な電磁波が、地球を取り囲む地磁場に衝突し、地上100kmあたりの大気を発光させることによりみられる天体ショーが、オーロラです。

太陽活動の活動状況は、一定不変ではなく、リズミカルに周期的変動をくりかえし、また非周期的にも変動しています。周期的変動としてもっともよく知られているリズムには、10.5年周期、21年周期、さらには55年周期、77年周期などの長い周期があります。

太陽活動が活発になると、太陽は明るくなり、地球も温暖化します。草花は、春から秋に周期的に競い合って開花し、あるいはその開花の時期が、太陽活動に依存して変わります。このように、長年、地球にすむ生命は、宇宙の影響を受けて生態系を形づくり、そしてそれに適応しつつ進化してきました。

太陽活動とヒトの文明の推移との関連についても、興味深い事実が知られています。マウンダー極小期は太陽活動が著しく衰退した時期で、1650年頃から1700年過ぎまで、太陽の黒点数はほとんどみられなくなり、無黒点期と呼ばれました。この時期、地球は寒冷化が厳しく、小氷河期となりました。この前後を含む100年ほどの時代、人類はこの寒冷化に耐え、適応し、文明を非連続的に飛躍させました。イタリアではルネサンスが開花し、少し遅れてアルプス以北で、宗教改革が起きました。1610年、ガリレオ・ガリレイは望遠鏡を使って、木星の大きな4つの衛星、イオ・エウロパ・ガニメデ・カリストを発見しています。ガリレイは、この4つの衛星の名前に、ギリシャ神話のゼウスの愛人の名をつけました。ゼウスの別名（英語名）が、ジュピター（木星）だからです。

このようにヒトは、太陽をはじめとする宇宙の星々の影響を受けて、進化してきました。X線・ガンマ線などの放射線や、高エネルギー電磁波などに適応し、適応の所産として、生体リズムを獲得しました。それゆえ、私たちのからだには、24時間のリズム以外にも、たくさんのリズムが刻まれています。脳のリズム（脳波）、心臓のリズム（心電図）、3.5日のリズム（三日坊主）、1週間のリズム、1カ月のリズム、半年のリズム、1年のリズム、10.5年や21年のリズム、100年のリズムなどが、それに相当します。

ここで一つ、注目していただきたいことがあります。このリズムの背景にある、放射線や宇宙線は、「可視光線だけではない」ということです。その多くが、非可視光線であることを、意識しておくことが肝要です。私たちのからだ（生命）には、五感では感じることのできない、非可視光線の影響も、つぶさに刻み込まれているはずだからです。思いもよらない生体リズムは、「非可視光線への適応の所産」である可能性があります。

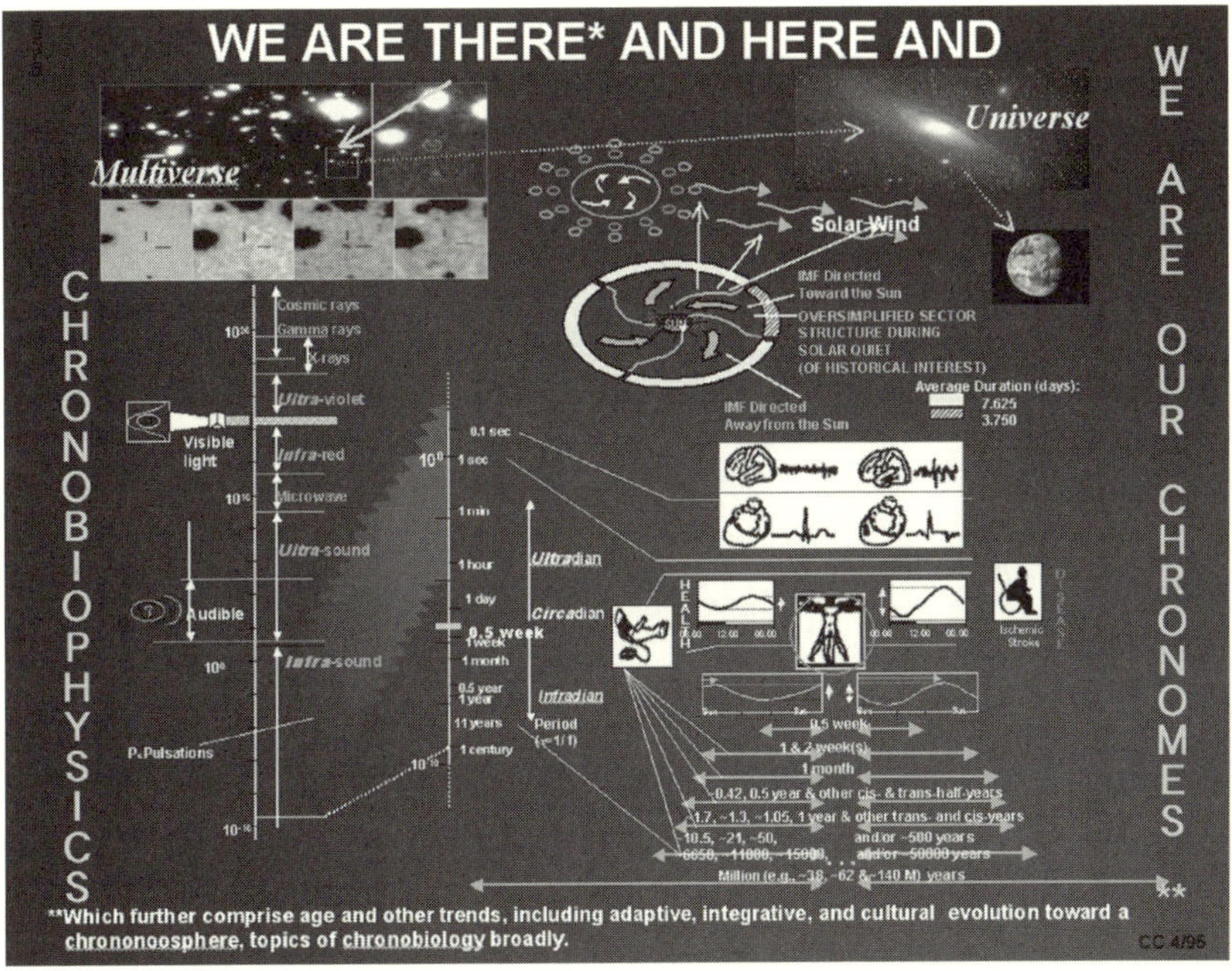
WE ARE THERE* AND HERE AND
WE ARE OUR CHRONOMES
CHRONOBIOPHYSICS
Multiverse
Universe
Solar Wind
IMF Directed Toward the Sun
OVERSIMPLIFIED SECTOR STRUCTURE DURING SOLAR QUIET (OF HISTORICAL INTEREST)
Average Duration (days): 7.625 3.750
IMF Directed Away from the Sun
Cosmic rays
Gamma rays
X-rays
Ultra-violet
Visible light
Infra-red
Microwave
Ultra-sound
Audible
Infra-sound
P₁ Pulsations
0.1 sec
1 sec
1 min
1 hour
1 day
0.5 week
1 week
1 month
0.5 year
1 year
11 years
1 century
Ultradian
Circadian
Infradian
Period (=1/f)
Ischemic Stroke
0.5 week
1 & 2 week(s)
1 month
~0.42, 0.5 year & other cis- & trans-half-years
~1.7, ~1.3, ~1.05, 1 year & other trans- and cis-years
10.5, ~21, ~50, and/or ~500 years
~6650, ~11000, ~15000, . . . and/or ~50000 years
Million (e.g., ~38, ~62 & ~140 M) years
**Which further comprise age and other trends, including adaptive, integrative, and cultural evolution toward a chrononoosphere, topics of chronobiology broadly.
CC 4/95

筆者らは、これまでの解析研究の経験から、この宇宙からの目にみえないシグナルは、リチャードソンの一・三年のリズムだけではなく、ミリ秒のリズム（たとえば、脳波）や、秒のリズム（たとえば、心臓）から、週・月・年・数十年・数百年などの、さまざまなリズムを、私たちのからだに刻み込んでいると予測しています（図7）。その一つ一つを見いだし、健康や疾病《しっぺい》とのかかわりを探求していくことにより、突然死などに至る思いがけない病気を予知することができるようになると、期待しています。

ハルバーグは八八歳を迎えた今（二〇〇七年一〇月現在）も健在で、ミネソタ大学で現役の教授として、時間医学の研究を続けています。彼が起こした時間医学研究所は、現在、ハルバーグ時間医学研究所と名を改め、世界の時間生物学・時間医学をリードしています。八八歳を迎えた現在も、そのアイデアは豊富で、ゲノム・ゲノミクス、プロテオム・プロテオミクスに続く新しい学問分野として、クロノム・クロノミクスなる概念を提唱し、時間医学を、分子から宇宙までの壮大な広がりをもつ医学分野として提唱しています。

以来、筆者はハルバーグとともに、クロノミクスという学問を体系化してきました（第六章参照）。本書では、最新の医学哲学ともいえるクロノム・クロノミクスの考え方を紹介しつつ、健康とは何か、本当に正しい健康管理とは何かを考え、病気にならないための医学を紹介したいと思います。そして、「生命とは何か」について、読者のみなさまに、それぞれの思いを馳せていただければと願っています。

時計はなぜ二四時間？

あなたは時計をもっていますか。

ほとんどの人は腕時計をして、一日に何度も時計をみて生活していると思います。忙しい大都会に住む人はもちろん、田舎でのんびりと悠々自適の生活を送っている人にも、時計は必要です。時計をみないと、生活のリズムがくるってしまうからです。

ではどんな目的で、私たちは時計をみるのでしょう。

朝、学校や仕事に遅刻しないためというのが、まずもっとも多いでしょう。その他、会議に遅れないためとか、食事の時間を決めるとか、友人との待ち合わせのときとか、いろいろあるでしょう。いずれにしても、日常の生活スケジュールに、なくてはならないのが時計です。

それでは、私たちの時計は、なぜ二四時間なのでしょう？

理由は明らかです。地球の自転に合わせるためです。だれも時計を二四時間から変えないのは、ヒトは地球の自転に合わせたサイクルを必要としているからです。

ところで、このように時計を使っているのはヒトだけでしょうか。他の生物は時刻を知らずに、単純に昼夜の明暗に応じて、生命活動を行っているだけなのでしょうか。

そうではありません。地球にすむ生物はすべて、時計をもっていて、その時刻感覚にしたがって生命活動を営んでいるのです。

たとえば、植物は夜明け前から、昼間に行う光合成の準備をします。小動物や昆虫は、外敵の少ない時間帯を感知し、その時刻を的確に選んで行動します。その他、渡り鳥は、時計を使って時刻を知り、太陽の方向から目的地の方角を正確に割り出し、大陸間を移動します。

このような時刻感覚は、生物が時計装置をもっていると考えなければ説明がつきません。この装置が生体時計（あるいは、体内時計、生物時計）です。

時間医学の始まり

他の生物と同様に、ヒトも生体時計をもっています。

生体リズムについての最初の記録は、アレクサンダー大王の軍のある隊長が、戦闘の合間に観察したオジギソウの記録を、紀元前三五〇年に日誌に残したのが最初です。オジギソウの葉が、昼間開き、夜になると閉じる（これを就眠運動といいます）ことを記録しています。当時、彼は単に明るくなったときに開き、暗くなると閉じると考えていました。

一八世紀、ド・メランは、オジギソウの葉は暗黒のなかでも何日もくりかえし、昼夜の明暗条件と同じように開閉していることを観察し、何か時計装置のようなものがあるにちがいないと想像しました。

この就眠運動が生体時計によってもたらされていることが科学的に証明されたのは、一九六〇年頃のことです。ビュニング、ピッテンドリク、アショッフの三人は、生体時計が植物だけではなく、多くの動物や単細胞生物にも共通してみられることを明らかにし、生体時計は「昼夜交替する地球環境を予知し、適応するために、生命が獲得した装置である」と考えました。たとえば、植物は夜明け前から、昼間に行う光合成の準備をします。これは明るくなってから、すぐに光合成ができるようにするためです。これが生体時計の最初の発見でした。

時間生物学の誕生は、ハルバーグがchronobiology（クロノバイオロジー）という言葉を提唱した、一九五九年に始まります。時間（クロノス、chronos）を考慮した生命現象（ビオス、bios）に関する学問（ロゴス、logos）というラテン語に由来する造語として、chronobiology（時間生物学）と称しました。

そして、時間の概念を医学の分野に導入し、一連の研究を展開しました。西洋医学の基本概念である、ホメオスターシス（恒常性、すなわち、生体の内部環境は大きく変化することはなく、常に一定に保たれている）の考えに対し、ハルバーグは、「生体の内部環境は、さまざまなリズムによって修飾されながら、緩やかに、しかし確実に周期的に変動している」と考え、生命現象の周期的ふるまいを時間の関数として研究する学問を提唱し、体系化したのです。

時間生物学の概念を循環器病学に導入したのもハルバーグでした。ヒトの血圧にサーカディアンリズムが存在することを、はじめて報告した一九六六年が、時間医学の始まりでした。

当時、クロード・ベルナールとキャノンによって提唱された、ホメオスターシスの理論の影響は甚大で、多くの科学者・医学者はホメオスターシスに心酔し、この理論を信奉していました。そのため、時間生物学の考えは容易には受け入れられず、その発展が遅れることになりました。その考えが、多くの科学者・医学者に受け入れられたのは、前述のとおり、やっと一九九七年になってからです。

一九九七年、ヒトの時計遺伝子が発見され、生体リズムが分子生物学の立場から実証されてはじめて、臨床医はその重要性に気づきました。

しかし、今でも、血圧変動は生体時計の仕業《しわざ》ではなく、寝起きをくりかえしているゆえだと主張する循環器・高血圧専門医が、数多くいます。ホメオスターシスと生体リズム論争の名残は、今も継続しているといえましょう。

生体リズムについての三〇の質問

さて、生体リズムについての理解を深めるために、次の三〇の設問に、「はい」「いいえ」で答えてみてください。生活の智恵として、きっと役に立つと思います。

質問	回答
設問1　心筋梗塞は、ストレスの多かった日の「夜」に起こりやすい。	
設問2　脳梗塞も、ストレスの多かった日の「夜」に起こりやすい。	
設問3　突然死は、ストレスの多かった日の「夜」に起こりやすい。	
設問4　血圧は、ストレスの多かった日の「夜」にもっとも高くなる。	
設問5　医師に、血圧が正常ですねと言われれば、血圧はもう安心。	
設問6　血圧は、土曜・日曜よりも月曜に高い。	
設問7　血圧は、冬よりも夏に高い。	
設問8　家庭血圧は、時間がゆっくりとれる夕方に測るのがよい。	
設問9　血圧の薬は、朝に服用するのがもっとも有効である。	
設問10　グレープフルーツの香りは、朝食後に匂ぐのが健康によい。	
設問11　ラベンダーの香りは、就寝前に匂ぐのが健康によい。	
設問12　食事のなかで、夕食がいちばん大切。	

設問13	就寝前の食事は、肥満の大敵。	
設問14	健康の秘訣は早寝早起き。	
設問15	昼寝は、子供と老人にだけ必要。	
設問16	盲目の人は、そうでない人より睡眠障害が起こりやすい。	
設問17	夜型であっても、努力すれば朝型になれる。	
設問18	時差ぼけは心のもちようで治る。	
設問19	体温は三七℃が平温で、いつ測っても同じ。	
設問20	傷の痛みは、夜よりも昼間に強い。	
設問21	C型肝炎の治療薬、インターフェロンの効果は、昼間よりも夜が有効。	
設問22	コレステロールの薬は、朝に服用するのがもっとも有効である。	
設問23	蕁麻疹（じんましん）は朝に多い。	
設問24	乱れた生活リズムを続けると、メタボリック症候群になる。	
設問25	乱れた生活リズムを続けると、癌になる。	
設問26	女性は、男性よりも生体時計の作用に敏感である。	
設問27	学ぶことが多くなった今、大学の授業時間は、九〇分よりも一〇〇分が効果的。	
設問28	女性が子宮頸癌の検査を受けるのは、月経周期の中間がいい。	
設問29	一週間の長さは、七日よりも一〇日のほうが効率的である。	
設問30	口内炎や口唇ヘルペスは、半年ごとに発病する。	

いかがですか。自信をもって答えられたでしょうか。ご覧いただいたとおり、ここに挙げた質問はみなさんや周りの方々に関係のあるものばかりです。ぜひ基本知識として識《し》っておいてください。回答は以下のとおりです。解説は巻末に記しました。

質問	回答
設問1、2、3　心筋梗塞・脳梗塞・突然死は、ストレスの多かった日の「夜」に起こりやすい。	いいえ
設問4　血圧は、ストレスの多かった日の「夜」にもっとも高くなる。	いいえ
設問5　医師に、血圧が正常ですねと言われれば、血圧はもう安心。	いいえ
設問6　血圧は、土曜・日曜よりも月曜に高い。	はい
設問7　血圧は、冬よりも夏に高い。	いいえ
設問8　家庭血圧は、時間がゆっくりとれる夕方に測るのがよい。	いいえ
設問9　血圧の薬は、朝に服用するのがもっとも有効である。	いいえ
設問10　グレープフルーツの香りは、朝食後に匂ぐのが健康によい。	はい
設問11　ラベンダーの香りは、就寝前に匂ぐのが健康によい。	はい
設問12　食事のなかで、夕食がいちばん大切。	いいえ
設問13　就寝前の食事は、肥満の大敵。	はい

設問14	健康の秘訣は早寝早起き。	いいえ
設問15	昼寝は、子供と老人にだけ必要。	いいえ
設問16	盲目の人は、そうでない人より睡眠障害が起こりやすい。	はい
設問17	夜型であっても、努力すれば朝型になれる。	いいえ
設問18	時差ぼけは心のもちようで治る。	いいえ
設問19	体温は三七℃が平温で、いつ測っても同じ。	いいえ
設問20	傷の痛みは、夜よりも昼間に強い。	いいえ
設問21	C型肝炎の治療薬、インターフェロンの効果は、昼間よりも夜が有効。	はい
設問22	コレステロールの薬は、朝に服用するのがもっとも有効である。	いいえ
設問23	蕁麻疹は朝に多い。	いいえ
設問24	乱れた生活リズムを続けると、メタボリック症候群になる。	はい
設問25	乱れた生活リズムを続けると、癌になる。	はい
設問26	女性は、男性よりも生体時計の作用に敏感である。	はい
設問27	学ぶことが多くなった今、大学の授業時間は、九〇分よりも一〇〇分が効果的。	いいえ
設問28	女性が子宮頸癌の検査を受けるのは、月経周期の中間がいい。	はい
設問29	一週間の長さは、七日よりも一〇日のほうが効率的である。	いいえ
設問30	口内炎や口唇ヘルペスは、半年ごとに発病する。	はい

さて、何問正解でしたか。詳しい解説は、巻末（二四八〜二六一頁）をご覧ください。時間医学の基本的な考えがわかれば、こうした質問もすぐにわかるようになります。本書を読み進めながら、ぜひ、病気にならないための知識を身につけていってください。

生命にはなぜ生体時計が備わっているのか

本章のしめくくりに、私たちのからだに生体リズムが備わっている理由を、考えてみます。

地球に生きる生命は、すべて生体時計（あるいは、生物時計、体内時計）をもち、さまざまな形で時を意識し、時の流れを刻み続けています。

ここであらためて、生体時計の特徴を整理してみます。動物や植物は、時刻を知り、時間の長さを計る、さまざまな仕組みをもっていますが、時間生物学では、生体時計であるためには次の三つが必要条件であるとされています。

（1）他から時刻情報を受け取ることなく、自動的に時刻を刻み続ける能力があること
（2）環境（とりわけ、周囲の温度）に左右されることなく、リズムが安定的であること
（3）本当の時刻とずれたときに、時計の針を合わせる（調整する）ことができること

一般に、物理・化学の法則では、温度が下がると、たとえば酵素反応の反応速度は、数分の一倍まで遅くなりますが、生体時計の場合は、環境温度に関係なく、約二四時間周期のリズムが保たれます。たとえば、冬眠のとき、クマの体温はかなり低くなります。雪の下で眠っているだけですから、時刻など知る必要はないと思いますが、体温は下がっても生命のリズムは一定の周期で時を刻み続けるのです。

では、生き物はいったい何のために、生体時計という精巧な、不思議な機構を身につけているのでしょう。

分刻みのスケジュールに追われる現代人はもとより、動物や植物も、時刻を知っておくことは、さまざまな面で有利です。たとえば、外敵のいない時刻を予測し、その時間帯に活動すれば、外敵から身をまもることができます。

地球にすむすべての生物が時計機構を身につけているということは、あるいは時刻を知らない生物は、生き残ることができなかったということを示しているのかもしれません。

ですから、生命に生体時計が必要な理由として、学問的には次の二つのことが考えられています。

第一は、「**種の保存**」を有利にするためです。

植物や動物は生体時計を使って、開花の季節や交尾の時期を計っています。生体時計から朝の時刻と夕の時刻を知り、その差から日照時間を計算し、季節の変化を察知しています。妊娠期間の長短にかかわらず、ほとんどの動物は、一年のうちでもっとも餌《えさ》が豊富な、春から夏至までの間に誕生します。妊娠期間の長さに合わせて、シカやヒツジや霊長類の発情期は秋に、妊娠期間が一一カ月と長い、ウマの発情期は春に設定されているのです。

第二は、「**個体の生存**」に不可欠であるとの考えです。

細胞が生命活動を円滑に営むためにはエネルギーが必要です。そのエネルギーは、多ければ多いほど好都合です。そのエネルギー源として、生体には糖質・タンパク質・脂質の三種類があります。しかし、保存しているエネルギーには限りがあり、エネルギーを効率よく利用する工夫が必要になってきます。それぞれ、いくつかの合成経路で合成されますが、たとえばラットの肝臓の細胞では、エネルギー源となるグリコーゲン合成のピークは活動期に、一方、タンパク質合成のピークは休息期になるよう仕組まれています。このように細胞活動の一つ一つが、生体リズムにしたがって二四時間のスケールに分割され、順序よく秩序だった生命活動を営むことにより、保存しているエネルギーを最大限に利用することができるよう、工夫されているのです。

私たち地球上の生命は、太陽からの恵みと害を強烈に受けつつ、さまざまな自然現象、宇宙現象の振動に応答し、進化をくりかえしてきました。

私たちは、子孫を絶やすことなく、生き延びていくための術《すべ》として、体内に生体時計を獲得したのです。

第二章

時間《とき》を読む新しい医学

気象病との出会い

前にも書きましたが、筆者は一九七二年、九州大学医学部を卒業し、大分県別府市にある九州大学温泉治療学研究所に入局しました。温泉治療にもそれなりの興味はあったものの、なによりも気候内科という、めずらしい教室の存在が主な入局の理由でした。気候内科という医局は、その当時も今も、ここにしかありません。

気候の変化で、ある病気が発病したり、症状が悪化したりすることがあります。台風がくる前に、持病の膝が痛む、気管支喘息《きかんしぜんそく》の発作が始まるといったことを経験した人は少なくないでしょう。逆にその症状の出現によって、台風などの気候の変化を予知できる人もいるでしょう。

このように、気象の変化が原因で病状に悪影響を与える病気のことを、「**気象病**」といいます。喘息発作の頻度が、寒冷前線や温暖前線などの前線通過前から増大し、通過後に減少していくことから、喘息発作には気圧の変化が影響すると考えられています。前線が通過するときに出現する関節リウマチなどの疼痛《とうつう》は、「天気痛」とも呼ばれます。

筆者は、気候と病気との関係を調査し、そのメカニズムを研究するという、この気候内科がめっぽう気に入り、入局しました。風土と病気とのかかわりに、神秘的な、何ともいえぬ魅力を感じたからです。

風土といえば、和辻哲郎を思い起こします。人間の存在構造を、時間の立場から考察したハイデッガーの哲学を、時間性と空間性の二つの観点から組み改めた著作が、『風土』です。和辻は世界の風土を、モンスーン・砂漠・牧場の三つの類型に区分し、台風が季節的であるとともに、突発的であることの、二重性に注目しました。日本人の気質を、風土観を分析することにより、しめやかな激情と、戦闘的恬淡《てんたん》という、相反する性格をもつ「台風的性格」であると論じています。

和辻が台風に注目したのに比し、寺田寅彦は地震に主眼をおいて、日本人の存在を考察しています。寺田は地震研究に力を注いだ地球物理学者で、「天災は忘れた頃にやって来る」という言葉は、かつて朝日新聞に引用され、千古《せんこ》の名言として有名です。しかし実際には、随筆のいずこにも、この言葉が見いだされないことを、弟子の中谷宇吉郎《なかやうきちろう》が語り、「先生がペンを使わないで書かれた文字である」と表現しています。

いずれにせよ、生命現象に影響する環境のなかで、気象はもっとも重要な要素です。気象には、太陽光、気温、湿度、風速、気圧などがあります。太陽光が、そのうちでもっとも重要な要素ですが、それに続くのが気温と気圧です。寒い朝に血圧が大きく上昇することは、よく経験するところです。

環境の変化に対して、もっとも適合した態勢を生体内に獲得することを「**適応**」といいます。そして、ヒトが自然の気象要素に適応し、地域特有の四季の変化に対応した生命の仕組みを獲得することを、「**風土馴化《じゅんか》**」と呼びます。衣服や火の利用が十分ではなかった時代、古代文明発祥の地が、平均気温二一℃の等温線上にあったことは、それを物語っています。興味深いことに、衣服や住居、そして火と電気の利用が普及した現在では、人口の中心が平均気温一四℃の地帯に移動しています。

当時、気候内科で学んだこのような雑学が、現在追究している時間医学に結びつくなどとは、そのときの筆者は想像だにしていませんでした。

地震と疾病の関係には生体リズムが関与している

生体時計としてもっともよく知られている周期性は約二四時間周期（サーカディアンリズム）ですが、ヒトはさらに**九〇分のリズム**、**一二時間のリズム**、**三・五日のリズム**、**七日のリズム**、**三〇日のリズム**、**一年のリズム**などの多くのリズムを、多重構造として獲得しています。

定義上、サーカディアンリズムとは二四プラスマイナス四時間のリズムを意味し、二〇時間より短い周期性は**ウルトラディアンリズム**と呼ばれ、二八時間より長い周期性は**インフラディアンリズム**と呼ばれます。

現在推測されている、生命活動のもっとも長い周期性は、**一〇〇年**（統計処理上は一〇七年）**のリズム**ですが、自然界や文化のリズムには、もっと長い周期性があり、五〇〇年周期が見いだされています。太陽の黒点の周期としては、**一〇・五年の周期**（シュワーブ、Schwabeのリズム）と**二一年の周期**（ヘイル、Haleのリズム）が有名です。一〇〇年の周期も、太陽黒点の周期です。

興味深いことに、ヒトは太陽のこの一〇〇〇年の周期性変動とともに、栄枯盛衰をくりかえしてきたようです。氷河期の到来やルネサンス、あるいはペストの大流行などが、太陽黒点の周期と密接に関連した出来事としてよく知られています。宇宙と地球とヒトとの深いかかわりは、不思議で神秘的です。

ところで、最近、地震が多いと気にかけている方も少なくないことでしょう。

地震にも周期性があります。日本では七二年周期説が有力です。たとえば関東地方では、寛永小田原地震（一六三三年）、元禄地震（一七〇三年）、天明小田原地震（一七八二年）、嘉永小田原地震（一八五三年）、関東大震災（一九二三年）と、ほぼ七二年周期で発生しています。

二〇〇四年一〇月二三日午後五時五六分、新潟県中越地震が発生しました。マグニチュード六・八、最大震度七の大地震でした。

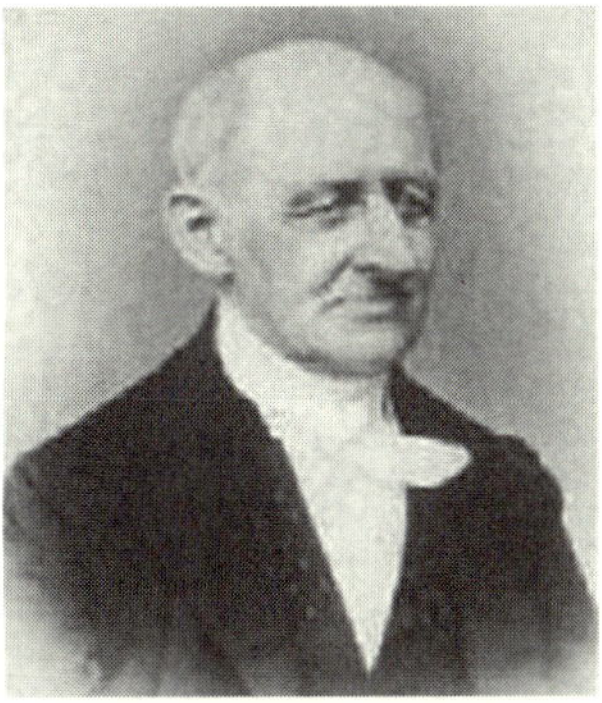
写真4　太陽の黒点周期に、10.5年の周期があることを発見したSamuel Heinrich Schwabe（1789～1875）

当時、筆者は新宿の高層ビルで行われていた研究会に出席していました。ぐらぐらゆらゆらと、かなりの時間にわたってビルが大きく揺れました。そのあと数分して、またゆらゆらと、しばらくの間、ビルが再び大きく揺れました。

講演をなさっていた先生も、さすがに二回目の揺れのときには、「地震ですね」と一呼吸おいたものの、やがて何もなかったかのように講演を続けられたのを記憶しています。「脳と心を考える心臓病治療の会」という研究会でしたので、悟ったふうの先生に、一同感嘆しながら講演に耳を傾けていましたが、聴衆のなかには手に汗した人も少なくなかったことでしょう。

さて、**地震と心臓病との関係**については、数多くの研究報告がなされています。一九八一年のアテネ（ギリシャ）地震のとき、心臓病が急増したことが報告され、それ以来、地震と疾病《しっぺい》との関連性について、数多くの研究が蓄積されてきました。

なかでも、一九九四年一月一七日のロサンゼルス近郊で起きたノースリッジ地震では突然死が日常の五倍にも増加したことが、検死局の資料から明らかにされ（図8）、精神的ストレスが心臓病や突然死を引き起こすとして注目されています。

一九九五年一月一七日の阪神・淡路大震災でも、心臓病への影響が調査され、地震発生後、致死的な心筋梗塞《しんきんこうそく》が急増していることが報告されました。高血圧患者は、その全員が血圧の上昇を認め、地震発生後の二週間目でも、上の血圧が152～170mmHgに、下の血圧が83～91mmHgに上昇していたと報告されています。

血液の濃さ（ヘマトクリット）も三八・一～三九・七%に増大し、血液が粘《ねば》っこくなったことが見いだされています。

詳しく分析した結果、地震のストレスが大きかった人の血液には、血を固まりやすくする成分（凝固因子）が増え、固まった血を溶かす成分（線溶因子）が減少していました。

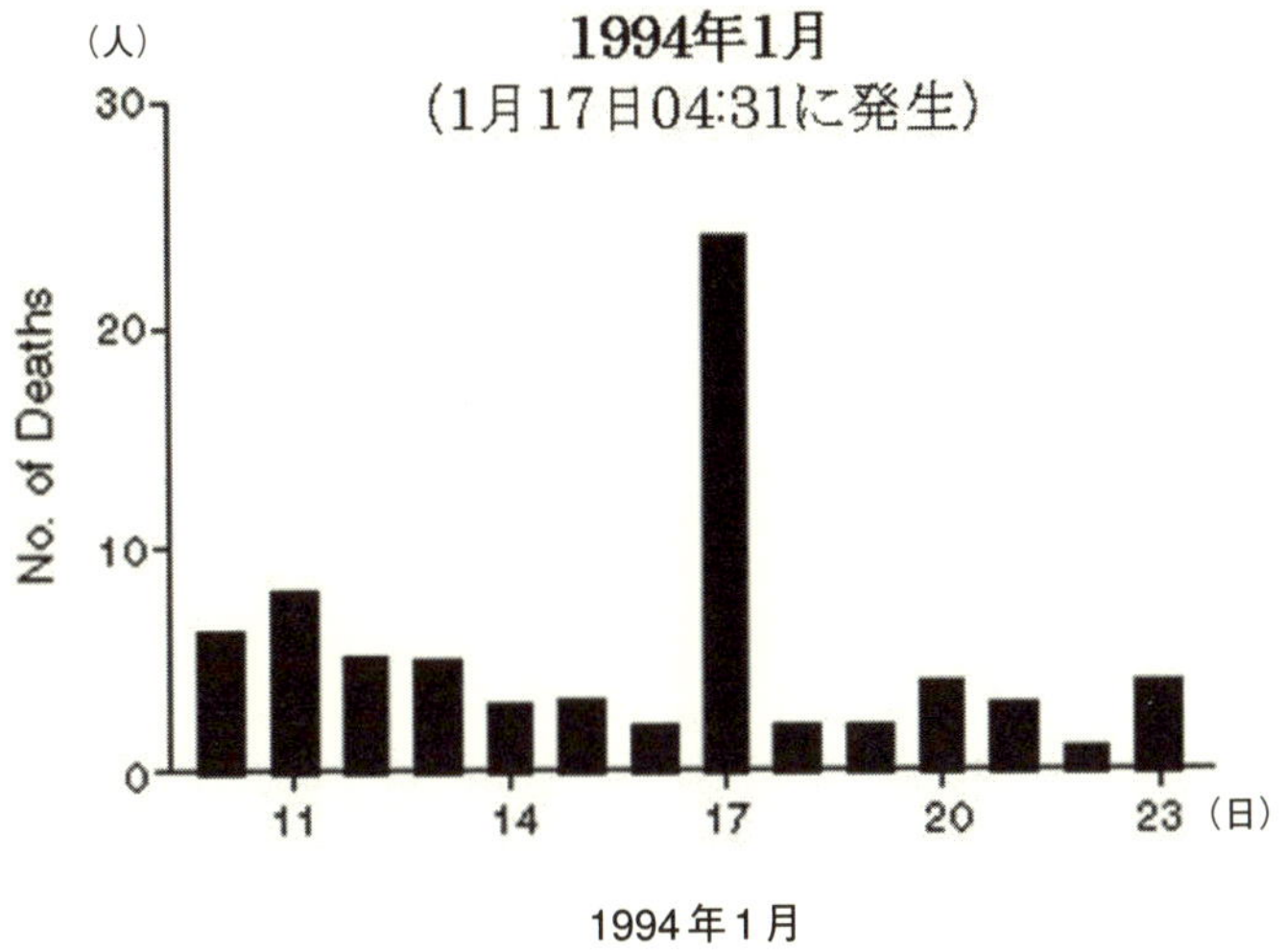

図8　ロサンゼルス地震のときに急増した突然死
地震と疾病の関係については、生体リズムが大きく関与しています。
サンフランシスコのロマプリエタ地震（サンフランシスコベイエリア 17:04、1989年10月）と、ロサンゼルスのノースリッジ地震（ロサンゼルス 04:31、1994年1月）が比較され、早朝に発生したノースリッジ地震でのみ、急性心筋梗塞の発症頻度が2倍になり、突然死が5倍にも増大したことがわかりました。朝はまさに魔の時間帯です。

新潟県中越地震の後、自家用車の車中で仮の宿をとった被災者が、エコノミー症候群を罹患《りかん》し病院に運ばれたとの報告が相次ぎましたが、地震の恐怖により血液が固まりやすくなっていたことが、その原因と考えられます。

本書を準備していた矢先の二〇〇七年七月一六日午前一〇時一三分、再び、地震がありました。新潟県柏崎市の沖を震源地とする、新潟県中越沖地震でした。マグニチュード六・八、最大震度六強の大地震です。住宅などの全壊は一〇〇〇棟以上にのぼり、死者や二〇〇〇人近い多数の負傷者が出ていると報道されています。みなさま、どうぞご無事でいてください。それを願いつつ、本書を著しています。

さて、地震と疾病の関係については、生体リズムも大きく関与しています。同じ規模の大地震であった、サンフランシスコのロマプリエタ地震（サンフランシスコベイエリア、午後五時四分、一九八九年一〇月）と、ロサンゼルスのノースリッジ地震（ロサンゼルス、午前四時三一分、一九九四年一月）が比較され、**早朝に発生したノースリッジ地震でのみ急性心筋梗塞の発症頻度が二倍にも増大**したことがわかりました。このことは、地震と生体リズムが深く関係していることを物語っています。朝はまさに魔の時間帯なのです。

からだのリズムは、地球の自転のリズムと一時間異なる

地球上の生命は、過酷な風土に適応し、数十億年をかけて生体時計を築きあげました。生体時計の特徴とその生物学的な意義については、第一章で紹介したとおりですが、その特徴の一つに**温度補償性**があります。

生理現象にかかわる化学反応は、一般的には温度に依存して、一〇℃上昇すれば反応速度は二〜三倍になります。ところが、生体時計からの発振周期は、温度が大きく変化しても、ほとんど変わらないのです。気温が大きく変化しても、生物は時を正確に刻み続けることができます。生体リズム機構を獲得できなかった生命体は、進化のなかで消え去っていったと考えられている理

由がここにあります。

さて、ヒトはみな、夜になると眠くなり、朝がくると目が覚めます。それを毎日、規則正しくくりかえしています。このように、私たちヒトのからだの働きには、約二四時間のリズムがあります。自律神経やホルモンの働き、体温や脈拍数・血圧など、夜と昼のめりはりをつけて、約二四時間を周期として規則正しく、リズミカルに変動し、約一日の単位で、その変動をくりかえしています。

では、もしヒトが、太陽光がまったく届かない洞窟のなかで生活したら、どうなるのでしょう。からだのリズムは、なくなるのでしょうか。それとも、二四時間のリズムは、継続されるのでしょうか。

実は、ほぼ同じリズムがくりかえされるのです。ヒトのからだも、地球と同じように自転しているのです。

ところが、ヒトが洞窟での生活を長く続けると、からだのリズムと地球のリズムは少しずつ離れていき、一二日経つと昼と夜が逆転し、二四日経つとまた地球の自転と同じにもどります。

このことから、**からだのリズムは、地球の自転のリズムより一時間長い**ことが明らかにされています。

からだのリズムが、地球の自転と一時間ずれているため、ミネソタ大学のハルバーグ教授は、この生命活動のリズムを〝サーカディアンリズム〟（概日リズム）としたのです。

きちんと二四時間ではなく、ヒトのような昼行性動物では一時間長い二五時間、ラットのような夜行性動物では一時間短い二三時間のリズムであることから、毎日一時間の時計のずれを修正することが必要です。この修正の役目をしているのが太陽光で、なかでも**青い色の太陽光**の働きが、もっとも強く有効です。

それでは、生体時計のリズムがヒトでは二五時間、ラットでは二三時間と、なぜ二四時間から一時間ずれているのでしょう。その理由は、このリズムをまもり、継続していくための工夫であると推測されます。それほどにこのリズムは、地球上に生き残るために、必須の生理機構なのです。

このリズムを保持するための機構として、地球上の生命は、一時間のあそびを採択しました。すなわち、二四時間のうちの活動開始の時間帯に光を浴びると、生体リズムの位相は一時間前進し、一方、休息開始の時間帯に光を浴びると、生体リズムの位相は一時間後退する、という仕組みをつくりあげたのです。

朝の散歩はからだにいい、とはよく言われることですが、これもヒトの生体リズムが二五時間であることに理由があります。

活動開始の時間帯（すなわち朝）に、光を浴びる。すると、リズムの位相（リズムの頂点の位置）が一時間前進し、二五時間の生体リズムが二四時間（すなわち、地球の自転周期）に修正されるのです。一方、ラットのような夜行性動物の場合は、夜間の活動を終え、休息開始の時間帯に光を浴びることになり、リズムの位相が一時間後退するため、二三時間の生体リズムが二四時間に調整されることになります。

逆に、ヒトが夕方から夜に二五〇〇ルクス以上の明るさの光を浴びると、サーカディアンリズムの位相はさらに一時間後退し、地球の自転のリズムと二時間もかけ離れることになります。もし、ヒトが夜に明るい光を浴びるような乱れた生活様式をくりかえすと、生体リズムは乱れ、不眠がもたらされ、学童では不登校の原因になります。また、生体リズムが乱れると、生活習慣病や骨粗しょう症が発病し、癌にもなりやすくなります。

朝、十分に明るい日差しを三〇分以上連続して浴びることが大切な理由が、ここにあります。

生体リズムをつくる時計遺伝子

未病や仮面病を予防するには、生体リズムを正しく保つことが大切なのです。そして、生体リズムを正しく保つためには、朝、明るい日差しを十分に浴びることです。

なかでも、青い色の太陽光が健康によいことがわかっています。午前中、青空のもと、明るい日差しを浴びながら、三〇分以上の散歩を日課にすることができれば、これほどの健康法はありません。

では、なぜ、青い色の太陽光がよいのでしょう。

それを説明するためには、生体リズムの仕組みを、順を追って解説していかなければなりません。

まず、約二四時間の生体リズムはどのようにして刻まれているのか。

この問いの答えは、すでに何度か述べた時計遺伝子が関係してきます。柱時計がリズミカルな振り子の揺れを利用して時を刻むように、生体時計では体内の化学変化のリズムをもとにして、時刻をつくりだしています。医学的な言葉でいいますと、遺伝子の転写と翻訳をつなぐループ、すなわち周期的にくりかえされる蛋白《たんぱく》量の変化という振動を用いて、時計機構を生み出しているのです。

ここで、生体時計のメカニズムを、もう少し詳しくみてみる必要があります。

ヒトの場合、生体時計は、数多くの時計細胞から構成されています。その一つ一つの時計細胞のなかに、*Clock*、*B-mal1*、*Per1*、*Per2*、*Cry1*、*Cry2*と呼ばれる六つの時計遺伝子があり、時計機構の主たる役割（コアループ）を担っています。

*Clock*と*B-mal1*が対をなし、時計遺伝子（*Per1*、*Per2*、*Cry1*、*Cry2*）から時計蛋白（PER1、PER2、CRY1、CRY2）への転写と翻訳を促進します。そして、合成された時計蛋白が転写を抑制するという、ネガティブフィードバックの連鎖から、約二四時間周期の振動がつくられています。

くりかえしますが、原核細胞（シアノバクテリア）、真菌《しんきん》類（アカパンカビ）、無脊椎《せきつい》動物（ショウジョウバエ）、脊椎動物（マウス）など、ヒトを含む地球上のすべての生物に、約二四時間のリズムがみられます。時計遺伝子によって発振されているこのリズムが、どの生物も共通の発振原理を用いて、ほとんどそっくりの時計機構で発振されているのです。これは実に驚くべきことです。

種を超えて普遍性がみられる。

このことは、時計遺伝子によって操《あやつ》られる生体リズムが、生命の根元的な営みであることを意味しています。あるいは、この時計機構を身につけることができなかった生物は、その進化の過程で、地球上から消滅していったのかもしれません。

生体リズムが種を超えて普遍的に、共通の発振原理でみられることは、生物が急激に多様化した五億年前のカンブリア紀以前に、すでにこの機構を身につけていたことを推測させます。すなわち、四六億年前に地球が誕生し、三八億年前に地球上に生命が生まれたとすると、三〇億年を超える歳月をかけて、**生き延びるために生物が最初に獲得した生理機能が、生体リズム**だということになります。

地球上の生命は、大気やオゾン層の薄い、今より過酷な地球環境のなかで、太陽からの恵みと害を強烈に受けつつ、さまざまな自然現象、宇宙現象の振動に応答し、進化をくりかえし、その適応の所産として、体内に時計遺伝子を獲得したのです。

この項では、時計遺伝子がどのようにして生体リズムをつくっているのかを説明しました。時計遺伝子による化学反応のリズムが、柱時計の振り子に相当する働きをしている。とりあえず、これだけは覚えておいてください。

なかでも心地よい青色の光

前に述べたとおり、太陽光のなかでも、生体時計のリズムと地球の自転リズムのずれを調整するのに、もっとも有効な光の色は青色です。

一七二九年、フランスの天文学者デ・マイランにより、植物の葉の上下運動に二四時間のリズムがあることが発見されました。生物に時間リズムがあることの最初の発見でした。

植物は光合成により、太陽の光エネルギーを生きるエネルギーに変換しています。光合成だけが、生きていくためのエネルギー源です。地中に根を下ろしているため、嵐がきても退避することができません。それゆえ、気候や季節の変動を、あるいは昼夜の交替を察知することは、死活問題です。日周変動や季節変動を鋭敏に察知するための、さまざまな工夫を身につけました。その一つとして、気孔の開閉や葉の上下運動などに二四時間のリズムをもつことで、太陽光をできるだけ有効に利用し、効率化を図っているのです。

植物は光のうち赤色光をフィトクロム受容器で、青色光をクリプトクロム受容器で感知し、赤色と青色以外にも、さまざまな光の周波数に応じた受容器を備えています。

ヒトをはじめとする哺乳動物は、この青色光を感知するクリプトクロム受容器を、時計遺伝子として時計細胞に組み込みました（上述の *Cry1* と *Cry2*）。青色光を感知する機構が、時計機構としてヒトにも存在していることを、たいへん興味深く思います。ヒトは青空をみることにより、効率よく、生体時計の針を一時間進めるよう調整しているのです。青空をみると心がなごむ理由は、このあたりにあるのかもしれません。

さて、健康の維持には、ヒトはどの程度明るい日差しを、どの程度長く浴びればよいのでしょう。二五〇〇ルクス以上の明るい光を浴びてはじめて、光受容器が感受し、生体時計の時刻を調整（同調）することができます。通常、三〇分以上連続して、太陽光を浴びることが大切です。

太陽光と同じように、時計の針を調整する作用は、食事や運動にもあります。規則正しく朝食をとり、散歩などの適度の運動をすることが、生体時計の働きを助けるのです。青空のもとでの規則正しい生活が、生活習慣病を予防し、骨粗しょう症や癌の発症を抑えるのです。

ここで一つ、重要な問いを発する必要があります。生命を操る時計が、ヒトにおいても植物と共通の時計遺伝子をもっていることは、いったい何を意味しているのでしょう。

実は、ヒトも植物も地球上の生命はすべて、太陽の恩恵を受けつつ、「時計遺伝子」というキーワードで鎖のようにつながりあった生命のシステム、生態系をかたちづくっているのです。

生命を操る無数の時計

生体リズムを操る生体時計は、脳のなかにあるだけではなく、実は、私たちのからだの隅々に

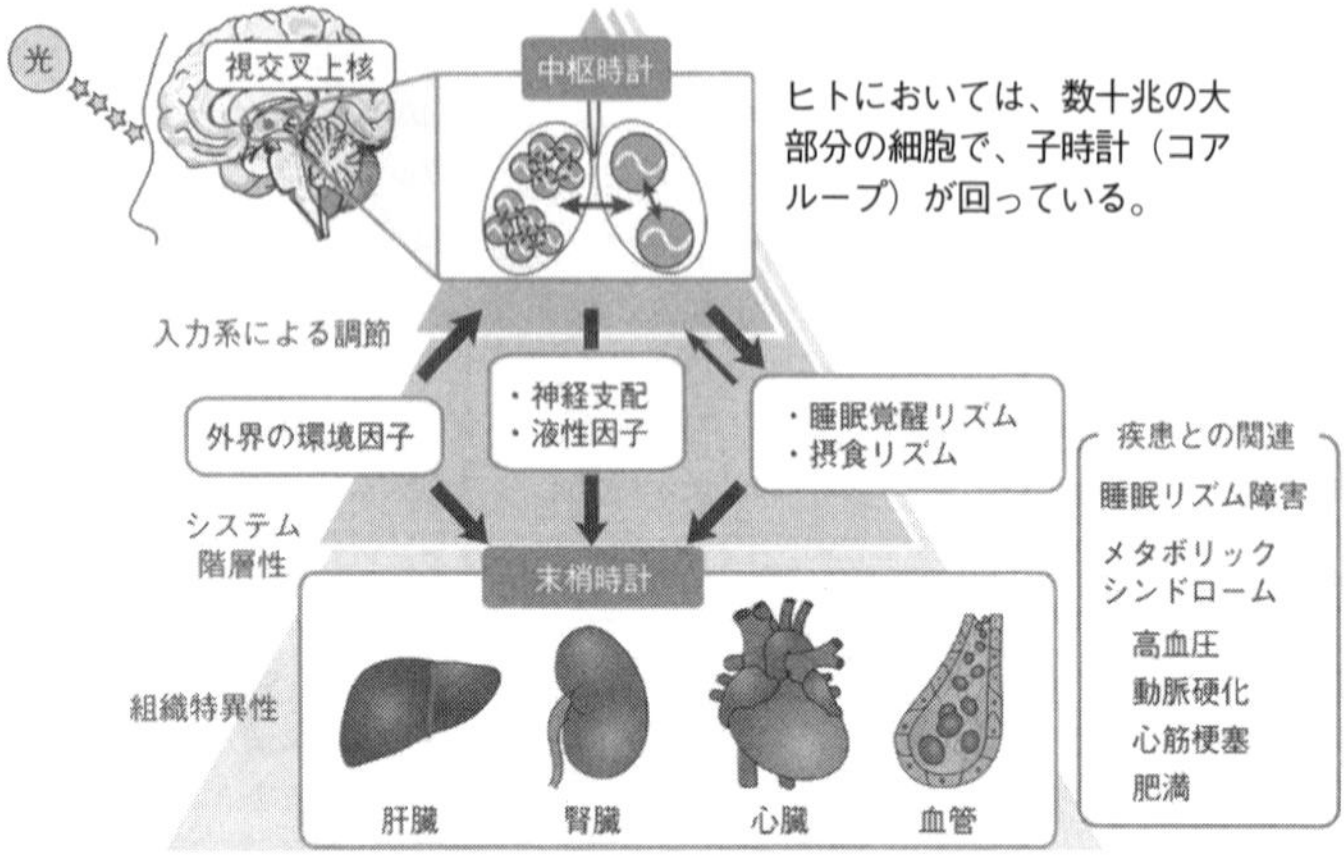

図9　壮大な“階層的時計機構”

生体リズム機構はオーケストラのようなものです。中枢時計（親時計）という名の指揮者の指示にしたがって、からだのなかの60兆の大部分の細胞にある末梢時計（子時計）という名の音楽家が、休むことなく1日中、サーカディアンリズムという名曲を奏でています。このシンフォニーが少しでも崩れると、それが原因で生活習慣病から発癌まで、さまざまな病気が生ずることになります。

（「実験医学」第24巻4号、深田吉孝「生物時計システムの分子アプローチ」図1を改変）

まで配備されていることがわかってきました。私たちのからだの、六〇兆の大部分の細胞に、生体時計（末梢《まっしょう》時計）があり、脳にある親時計と同じ、子時計が回っているのです。

当初、時計遺伝子は、脳にある生体時計の細胞に見いだされましたが、その後、ヒトにおいては、からだのほとんどの細胞にも時計遺伝子があり、時を刻んでいることがわかりました。血管にも、肝臓や腎臓にも、皮膚や粘膜にも、からだのほとんどの細胞のなかに時計遺伝子があることが発見されたのです。ヒトでは、それゆえ、脳にある生体時計のことを中枢時計（親時計）、からだの細胞にある生体時計のことを末梢時計（子時計）と呼んでいます。

親時計からの指令は、二種類ある自律神経のうち、交感神経を連絡路として子時計に伝えられます。そして、子時計からの反応は、もう一つの自律神経である副交感神経を経て、親時計に反映されるのです。脳にある生体時計の指令にしたがって、からだのなかの六〇兆の大部分の細胞で、子時計が回っているのです。

旧約聖書「コヘレトの言葉」三章一–三節「何事にも時がある」には、以下のような記述があります。

　天下のできごとには、須《すべから》く定められた時あり。生まれるに時あり、死するに時あり（中略）種を蒔くに時あり、刈り入れるに時あり（中略）癒すに時あり。

旧約聖書は紀元前一〇〇〇年から紀元前四〇〇年に著されたとされています。この時代の人々は、自然と生命のリズムが調和する重要性を、すでに経験的に把握していたのです。

現在のところは、地球の自転をコピーした、約二四時間の生体時計の時計機構が明らかにされただけですが、その他、七日の時計、一カ月の時計、一年の時計など、数多くの生体時計の存在が推測されています。

リズミカルにくりかえされる、一週間、一カ月、一年の周期は、たぶん、これらの生体時計によって支配されているのでしょうが、まだ、その分子機構についての詳細は謎のままです。

砂時計型の時計

生体時計には、さまざまな種類があります。上述のサーカディアン時計は、約二四時間のリズムを刻む、いわば**置時計**ですが、ヒトをはじめとする地球上の生物は、その他、以下の三種類の時計をもっていると考えられています。

第二の時計は、時間の経過を予測する、**砂時計のような時計**。

第三の時計は、からだのリズムと宇宙のリズムを調和させ、**四季を計る時計**。

第四の時計は、誕生から、成長し、老い、そして死に至るまでを操る**寿命のような時計**。

ここでは、第二の時計としての、砂時計型の時計について、少し紹介してみましょう。

置時計型の生体時計には、約二四時間のリズムを刻むサーカディアン時計以外に、七日の時計・一カ月の時計・一年の時計がありますが、砂時計型の生体時計にも大小いろいろな時計があります。

ヒトは、数分後あるいは数時間後という時間の経過を予測することができます。

「明日は孫の運動会があるので、朝五時には起きなければ」と、目覚まし時計をセットして眠ると、目覚まし時計が鳴る直前に目が覚めた、というような例に似た経験をもっている方は少なくないことでしょう。

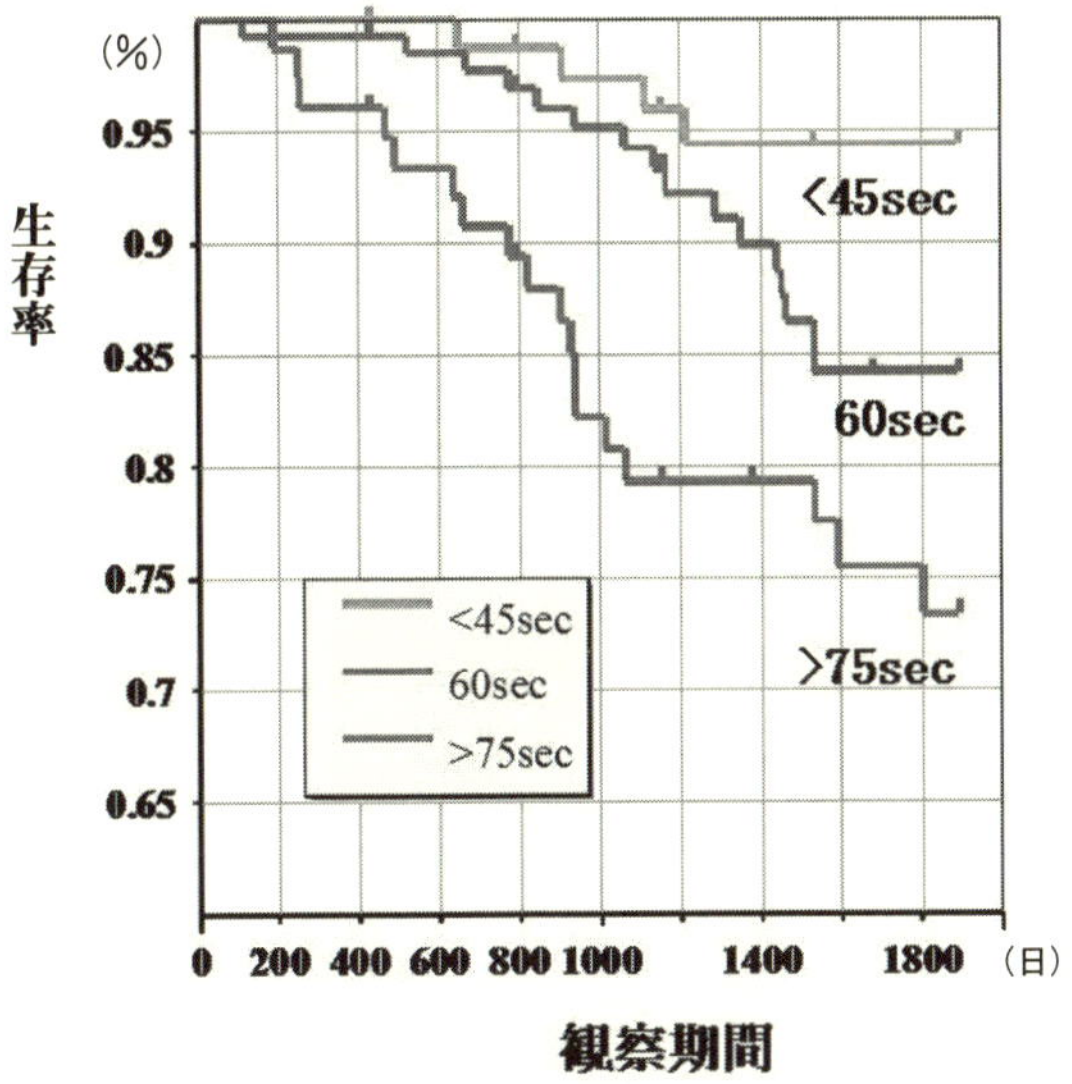

図10　砂時計型の時計の異常と高齢者の生命予後

75歳以上の地域住民のみなさまに、60秒後を予測してもらいました。仰向けになって横になり、心のなかに時計の秒針を思い浮かべてもらいます。そして、60秒が経ったと思ったら、合図を送っていただく。そのようなやり方で、60秒後がどれくらい正しく予測できるか、検査してみました。

その結果、予測した時間は、1/4の人が45秒未満、1/4の人が75秒以上で、1/2の人は60秒をおおよそ正しく（45秒以上、75秒未満ですが）、予測することができました。

この3群の生命予後を、追跡調査しました。75歳以上の高齢者ですから、残念ながら亡くなられる方も少なくありません。5年間を超える追跡調査の結果、この図に示すとおり、60秒を45秒未満で予測した方が、もっとも長生きし、75秒以上で予測した方が、もっとも早く亡くなっていました。

この結果は、何を意味しているのでしょう。たとえば、「60秒の時間経過」を45秒と予測した方は、1日を60/45（すなわち、1.3）日と感じていることになります。ゆったりとした毎日を送っているのです。一方、「60秒の時間経過」を75秒と予測した方は、1日を60/75（すなわち、0.8）日と感じていることになります。「あっ、もう1日が過ぎた」と感じているのです。このように、せかせかとした日々を送ることは、命を縮めることになりかねません。

「明日は早く起きよう」という意志が、眠っている間にも働いていて、眠っているはずの脳が、起きるための準備をしているのです。

覚醒したい時刻までの時間を予測し、睡眠中にもかかわらず、ほぼ間違いなく機能する、この時計の働きは神秘的です。砂時計型の時計には、数分後から数時間後までのさまざまな時間長を計る、いくつもの時計があります。その仕組みはいくぶん異なるものの、いずれの時計も、脳内のいくつかの神経核のネットワークで時計機構が組織されていると考えられています。

筆者は、七五歳以上の地域住民を対象に、この砂時計型の時計の精度を調査しました。まずは仰臥位《ぎょうがい》になってもらう。次に、その状態から、六〇秒後を予測してもらう。

その結果、正解（四五秒以上、七五秒未満）であったのは1／2の住民でした。残り1／4の住民は七五秒以上と予測し、残り1／4の住民は四五秒未満と予測しました。

その後の五年間の追跡調査で、興味深い結果を得ました。七五秒以上と予測した住民の死亡率がもっとも高く（二三・七％、図10）、四五秒未満と予測した住民の死亡率がもっとも小でした（四・七％、図10）。その五年間に発症した心筋梗塞や脳梗塞の頻度も、四五秒未満と予測した住民が、もっとも低頻度でした。

すなわち、砂時計型の時計も、病気の発症や寿命に関係しているだろう、ということです。

この結果の意味は、次のように考えると理解しやすいと思います。「六〇秒の時間経過」を四五秒と予測した住民は、一日を60／45（すなわち、一・三）日と感じていることになり、ゆったりとした毎日を送っていることになります。

せかせかとした日々を送るよりも、ゆったりと生活することが、長生きの秘訣、病気にならないための智恵。こうした言い伝えは、科学的にも証明されているのです。

四季を計る時計

季節の変化を先取りして、からだの調子を整え、不調を調整しているのも、生体時計です。

第三の時計は、四季を計る時計。

梅も桜も、春になると花を咲かせます。

では、植物はどのようにして季節を識《し》るのでしょう。

一九一九年、アメリカ農務省のアラードとガーナーは、温度、水分、光の強さ、栄養条件などさまざまな条件を変化させ、メリーランドマンモスの花を早く咲かせようと試みましたが、うまくいきませんでした。ところが、ある日、ちょっとしたきっかけから、このメリーランドマンモスに覆いをつけ暗くしてみました。すると見事に花をつけたのです。

原因は日長《にっちょう》でした。

花は、日の出から日の入りまでの時間を、季節情報として用いていたのです。その後、ダイズを含む十数種の植物でも、日長条件によって花芽《かが》形成が誘導されることを観察し、これを植物がもつ一般的な性質であると考えました。日長の変化に応答して、行動や成長などを変化させるというこの性質を、彼らは「**光周性**《こうしゅう》」と名づけました。

その後の研究で、この日長の測定は、日照時間の長さを計っているのではなく、時刻を計っていることが明らかにされました。夏の昼間にしばらく暗い時間帯を設置して、朝は早いが日照時間は冬のように短いという条件のもとでも、植物は日照時間の長い夏のように反応したのです。

植物における発見からほどなくして、昆虫においても、光周性の存在が明らかにされました。昆虫には、光周性応答の地理的遺伝子変異がみられます。たとえばオオモンシロチョウは、すんでいる地域の緯度に応じて、巧みに日長への反応を調整しています。北半球の高緯度地域は、夏が短く冬の到来が早いため、早くやってくる冬に合わせて休眠に入れるよう、工夫しておくことが必要です。光周反応を遺伝的に変化させることによって、地域の季節に合った生活様式をつくっているのです。

その他、渦鞭毛藻類《うずべんもうそうるい》のような単細胞の真核生物から、鳥類などの脊椎動物においても、光周性の存在が証明されました。

光周性応答には、光の波長のなかで、青緑色のスペクトルがもっとも有効です。ヒトも、雲ひとつない青空をみると、心がなごみます。植物や昆虫の気持ちがわかるような気がします。

ヒトでは、季節変化と関連する病気が知られています。**季節性うつ病**です。

気分障害の発症に季節性があることは、古代ギリシャのヒポクラテスの書にも書かれていますが、それが病気として認められたのは一九八四年、米国のローゼンタールの報告が最初です。毎年、冬になると決まって、うつ状態になる患者を集めて、夏と同じ日照時間になるように光照射を行ったところ、高い成功率でうつ病が改善されたのです。

このように、生物は季節の変化に応じて、行動や成長などに、さまざまな変化をみせます。地球上の生命は須く、長い進化の過程で地球の光環境に適応し、対処する仕組みを、遺伝子として巧妙に体内に組み込んできました。生体リズムと太陽光とのかかわりが、ここにも垣間みられます。

寿命を支配するのも生体時計かもしれない

生まれた以上、死を迎えなければならないのは、ヒトとしての宿命です。この生から死への時間の矢を調整しているのも、どうも生体時計らしいのです。

この、生物のもつ第四の時計、寿命の時計については、まだ十分には明らかにされていません。老化とともにヒトの時計機構は乱れてきます。たとえば、

（1）サーカディアンリズムのリズム振幅が小さくなること

（2）リズムの位相（リズムの頂点の位置）が前進すること

（3）内因性リズム（からだのなかに内在するリズム）の周期が短くなること
（4）時差ぼけやシフトワーク（地球の自転リズムと異なる生活活動・就労活動）への適応能力が低下すること

などが、これまで調査され、報告されています。

その背景には、老年症候群として、腰痛などに起因する身体活動量の低下、睡眠障害、抑うつ、認知機能障害などがあると論じられていますが、何よりも大きな要因は、白内障や視力障害により、日光の曝露《ばくろ》（入力）量が減ることにあります。

宇宙と生命現象とのかかわり

これまで紹介したとおり、生命現象には、約二四時間、約七日、約三〇日、約一年などの周期性があり、いずれも生体時計のなせる業と推測されています。生命現象には、その他、二一年、五〇〇年などの周期性も見いだされ、さまざまな周期性が多重に存在しています。

最近、筆者らは、家庭血圧などの生命現象に、一年のリズムよりも少し長い、一・二〜一・三年のリズム性がみられることを観察しました。地球が太陽のまわりを回る公転のリズムは、一年のリズムのはずですから、この一・二〜一・三年のリズムはどこに由来しているのでしょう。筆者らは、当初、不可解でなりませんでした。

サーカディアンリズムが、太陽と地球とのかかわりのうち、地球の自転をコピーしたリズムであることは、すでにご紹介したとおりです。もしそうだとすると、一・二〜一・三年のリズムも、宇宙と生命とのかかわりを反映しているはずです。

筆者らは、宇宙に存在する天体のさまざまなリズム解析を試みました。そして、宇宙線とのコヒーレンス（相互関係）解析から、太陽風速度に影響を受けたリズムであることを見いだしました。太陽風速度の一・二〜一・三年のリズムが乱れると、やがて家庭血圧のこのリズムも乱れてきたのです。筆者らは、太陽光と関連しないこのリズムを、「**光に関係のない（non-photic）リズム**」と名づけました。

こうした研究の延長として、筆者らは、心臓性突然死のリズムに、一・〇年以外に、一・二〜一・三年のリズムがみられることを見いだしています。地域によっては、〇・四〇〜〇・四五年のリズムも観察されています。

宇宙と生命とのかかわりは、まさに神秘的です。全世界の頭脳を結集しても、いまだ予知できない突然死が、このような観点からの試みによって、やがて予知可能になるのではないかと期待しながら、この研究を展開しています。

何度もくりかえしますが、地球上の生命は、少なくともカンブリア紀以前に三〇億年を超える年月を費やして、宇宙のシグナルに適応し、時計遺伝子を獲得しました。大気やオゾン層の薄い、今より過酷な地球環境のなかで、太陽からの恵みと害を強烈に受けつつ進化をくりかえし、その適応の所産として、生体リズムを獲得したのです。「光に関係のない（non-photic）リズム」の存在は、ヒトは今も宇宙（たとえば太陽風）の影響を受け、生命現象を調整していることを推測させます。

ただし、まだまだ謎だらけです。

二〇〇〇年五月に、米国NASAでアストロバイオロジーという新しい学問体系が発足しました。

筆者らも、宇宙環境と地球生態系がヒトにどのような恩恵をもたらしているのか、またヒトは宇宙からのシグナルにどのように対応し適応してきたのか、について、ヒトが青い地球で健やかに暮らすためにも、もっと積極的に調査していくことが必要であると考えています。

第三章

時間医学が教えてくれること

心筋梗塞や脳梗塞は早朝に多い

心筋梗塞《しんきんこうそく》や脳梗塞は、早朝（起床後からの数時間）にもっとも多い。このことをご存知でしょうか。朝の薬を飲み忘れてはいけない理由がここにあります。

動脈硬化性の病変として、変性した脂肪を主成分とする軟らかい血液成分のかたまり（プラーク）が血管の内側に発生しますと、それが何かを契機に破裂し、その成分が流れ出て血管の末梢《まつしよう》部分を閉塞します。その結果、心臓の筋肉や脳への血流が途絶し、無酸素状態になります。この状態が心筋梗塞や脳梗塞です。

心筋梗塞や脳梗塞が発病するのは、ストレスや活動亢進《こうしん》によって血圧が急に上昇すること、喫煙で血管の筋肉が痙攣《けいれん》し、血管がごく細くなることなどが誘因です。

これまでは、突然に発症すると考えられていましたが、最近になって、循環器疾患の発症にも周期性がみられることが明らかにされました。早朝に多いことが、世界各地での調査で実証され、多くの医師の認めるところとなったのです。病気の発生メカニズム、治療方法、予防法を考えるとき、今では生体リズムの立場から、これらを考えなければならないとされるまでに至っています。

しかし、このような考えが医師の間であたりまえになってきたのは、ここ一〇年足らずの間のことです。

そこで歴史的に、その足跡をたどってみましょう。

急性心筋梗塞の発症時刻に日内変動があることを最初に報告したのは、運動負荷試験の考案者として有名なマスター博士で、一九六〇年のことでした。そして、朝方にその発症頻度のピークがあることにはじめて注目したのが、一九六三年のペル博士らの報告でした。この二つの報告を契機に、その後、各国から多くの報告がなされました。いずれの報告も、午前八時から午前一〇時に最大値を示すサーカディアンリズムがみられる、という内容でした。

一九七六年、WHO（世界保健機関）はこれらの報告を無視することもできず、最初の大規模な臨床調査を行うことにしました。八九〇〇名を調査し、心筋梗塞は午前八時から午前一一時にもっとも発症しやすいことを再確認しましたが、それでもまだ、時間を考慮した診断や治療法の検討が必要だとは勧告しませんでした。

心事故（心筋梗塞や狭心症、あるいは心臓性突然死の総称）の発現頻度の日内変動に、はじめてサーカディアンリズムという言葉が用いられたのは、ミューラーらによる一九八五年の研究報告でした。心筋梗塞にかぎらず、心臓性突然死の発生頻度にも同様のサーカディアンリズムが観察され、突然死は午前八時から午後一二時、なかでも午前一〇時から午前一一時にもっとも高頻度であったと報告されました。ハルバーグが一九五九年にこの概念を提唱して以来、循環器の分野で、時間医学があたりまえと考えられるようになるまでに、実に二六年の歳月を要したのです。

心筋梗塞や心臓性突然死などの心事故の発症と同様に、脳事故の発症にもサーカディアンリズムが観察されることが知られました。一九七七年、マーシャルは一五三名の脳出血の患者を対象に、その発症時刻の調査を行い、発症のピークは午前六時から午後一二時であることを突きとめました。心事故とほぼ同じ時間帯だったのです。

一方、脳梗塞症の発症時刻も、一九八九年、マーラーらの一二七三名の検討により、心事故と同様に午前一〇時から午後一二時の間に多いサーカディアンリズムを示すことが観察されました。一九九五年、くも膜下出血の発症も、午前九時から午前一〇時、あるいは起床後の数時間に多いサーカディアンリズムがみられることが確認されています。

心事故や脳事故が、起床後の早朝に多いことは、早朝の急激な血圧上昇（モーニングサージ）が大きく関与していると推測されています。ゆえに、心事故や脳事故を予防するためには、血圧管理がきわめて大切であり、とくに早朝の血圧モーニングサージを、いかによくコントロールすることができるかにかかっているのです。

なぜ朝方に多いのか

朝方に心事故・脳事故が発症しやすい理由は、以下のように考えられています。

起床とともに、身体活動量は急激に増大します。精神的負荷も急激に増えます。その結果、人体にとってアクセルの役目を果たしている交感神経機能が急激に亢進し、ブレーキの役目を担う、すなわち、からだを休め、病気からからだをまもる役目を担う、副交感神経機能が減弱します。交感神経機能の亢進は、心臓をとりまく冠動脈や脳血管を緊張させ、その径《けい》を細くし、動脈内を流れる血流量を低下させます。さらに、早朝には、副腎皮質《ふくじんひしつ》ホルモンが急激に上昇します。この上昇は冠動脈に作用する交感神経系の感受性を高め、いっそう、動脈の径を細くし、心筋への酸素供給を減少させることになってしまいます。

一方、血圧と心拍数は上昇し、心筋や脳の酸素消費量が急激に増大します。また、心筋虚血（酸素不足）をきたした心筋は不整脈が生じやすくなっているのに、早朝の副交感神経活動の低下により、不整脈発生予防効果の低下を招きます。

交感神経の緊張亢進は血液の粘度を増し、血小板凝集能（血液の固まりやすさ）を亢進します。加えて、早朝は、線溶能（いったん固まった血液の溶けやすさ）が著しく低下している時間帯です。この血液の溶けやすさに関与する生体内の物質t-PA活性が午前中は低く、午後は高いこと、t-PAに相反的に働く物質PAI-1（パイワン）活性は逆に、午前に高く、午後は低いためです。このような要因が複雑に絡み合って、早朝に心事故や脳事故が起こりやすいと理解されています。

東大の前村浩二博士は、ボストン留学中に、新たな時計遺伝子クリフ（*CLIF*）を発見しました。血管平滑筋《へいかつきん》に存在する時計遺伝子クリフが、早朝にPAI-1を著しく増加させることを発見したのです。

発汗量には明瞭なリズムがあり、夜、就寝中に多いのです。そのため体内の水分が失われ、早

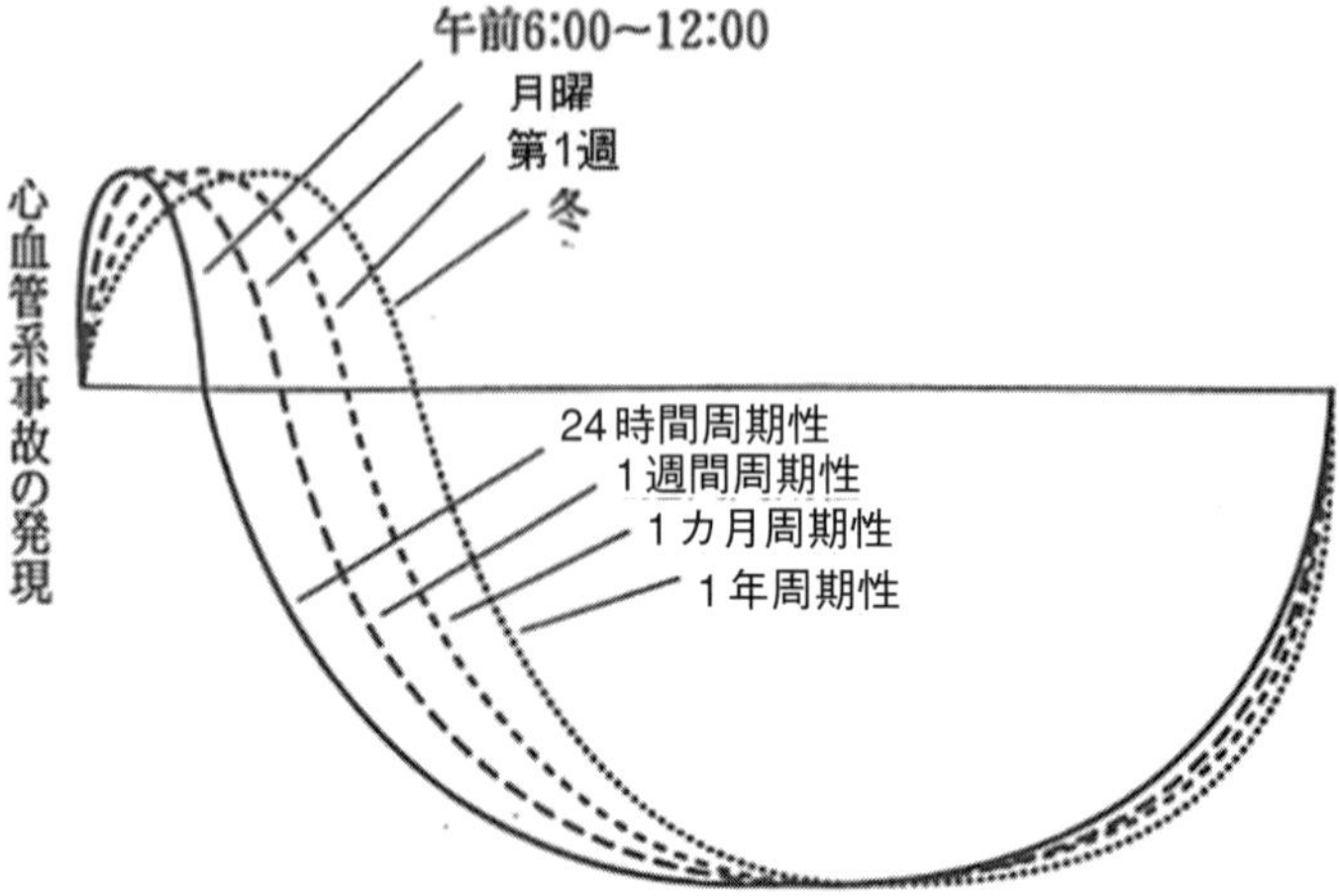

図11　心筋梗塞が再発しやすい時間帯にみられる奇妙な規則性

米国の著名な心臓病学者ザイペスは、1999年、心筋梗塞が再発しやすい時間帯を、ロシアの入れ子人形マトルーシュカのような、この奇妙な図にして発表しました。

ロサンゼルス近郊の住民を追跡調査した報告です。心筋梗塞の再発は、午前中(6:00～12:00)に多く、月曜日に多く、1カ月のうちの第1週に多く、冬に多いという、多重の時間構造を示したとの報告書でした。

朝は血液が粘っこくなり、心臓や脳に酸素を送る血管内の血液も、固まりやすくなります。動脈内で血液が固まりますと、その先まで血液が送られなくなり、その結果、心筋梗塞や脳梗塞が起こるのです。

ヒトはこの固まった血液を溶かす物質t-PAというものをもっており、血液が固まるや否や、それを溶かすことができますので、幸い、心筋梗塞や脳梗塞にならずにすむのですが、PAI-1が著しく増加した場合は、話が変わってきます。PAI-1は、t-PAを分解する作用をもった物質なのです。時計遺伝子クリフにより、早朝にPAI-1が著しく増加する結果、t-PAが分解され、心筋梗塞や脳梗塞がもたらされます。

朝に心筋梗塞や脳梗塞が多い。それは、時計遺伝子のなせる業であったのです。

米国の心臓病研究の大御所《おおごしょ》であるザイペスが、カリフォルニア一帯で心筋梗塞の再発を調査しました。その結果、心筋梗塞の再発の時間帯にリズム性があることを、米国循環器学会雑誌の巻頭言に発表しました。

心筋梗塞の再発は午前中に多く、月曜日に多く、一カ月のうちの第一週に多く、冬に多かったのです。時間生物学や時間医学のことを、まったく知らない心臓病の権威が見いだしたのですから、皮肉なめぐり合わせといえるのかもしれませんが、それだけに注目されるところとなり、この知見は循環器医学の分野に広く知れわたりました。

夕刻にも多い心臓病

榊原記念病院の住吉徹哉博士の研究報告も有名です。大阪や東京などの大都会では、心筋梗塞は早朝だけではなく、夕刻にも多いという報告です。

筆者は、大都会だけではなく、地方も、たぶん同じであろうと推測しています。

前述のとおり、心臓病の発症にはサーカディアンリズムがみられ、心筋梗塞や狭心症の発症は、圧倒的に早朝に多い。米国の時間生物学者スモレンスキーは、一〇万例を超える死亡統計を解析し、一九七二年に、心臓死が午前一〇時頃にもっとも多いことを報告しました。当時は、まだ心臓死にリズムがあるなどと考える人はわずかでしたので、この報告は無視されたままになっていました。

心筋梗塞や脳卒中などの発症が早朝に多いことが注目されるようになったのは、前述のとおり、一九八五年のミューラーらの報告がきっかけです。ミューラーらは、狭心症や心筋梗塞の発症が早朝に多いことを再確認し、その原因が多岐にわたることを明確にしました。

命にかかわる重症の不整脈の発現時刻や脳卒中も、午前一〇～一一時にもっとも頻度が高いことが、相次いで明らかにされています。

ミューラーらは、朝に心臓病や脳卒中が多いことの理由として、次のようないくつかの現象を考えました。

（1）起床とともに血圧と心拍数が上昇すること

（2）起床後は活動量が急激に増大し、精神的ストレスも増えるため、交感神経活動が亢進し、血液が凝固しやすくなること

（3）血圧と心拍数の上昇は、心臓がより多くの酸素を必要とする状況をもたらすこと

（4）にもかかわらず、この時間帯は、交感神経活動の亢進により、心臓に酸素を送る血管である冠動脈の筋肉が緊張し、内腔が狭くなっていて、そこを流れる血流量が減少していること

（5）その結果、心筋で酸素の需要と供給のアンバランスが生じ、心筋は酸素不足（虚血）に

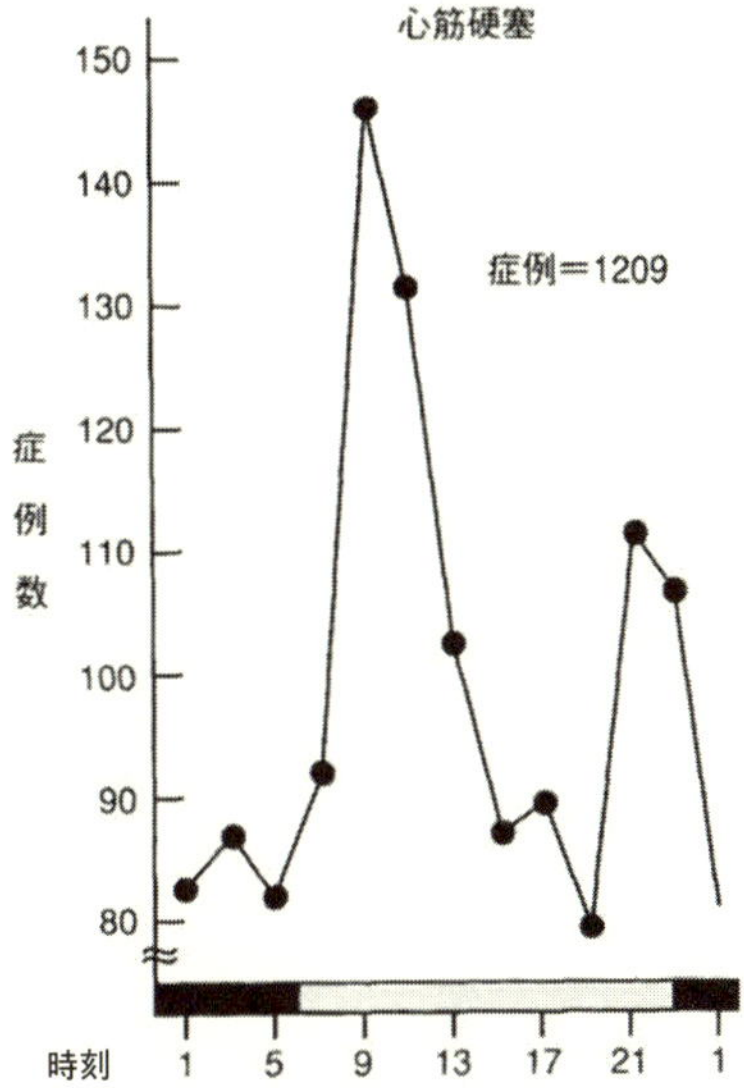

図12　朝に多く、次いで夕刻にも多い心筋梗塞

心筋梗塞や狭心症は早朝に多くみられますが、よく観察してみると、次いで夕刻にも多いのです。夕刻にも多い理由は、これまで明らかにされていませんでした。オランダのダアン博士の研究から、この夕刻のリズムをつくっているのが、時計遺伝子*Per 1*であることがわかりました。

陥りやすくなり、心臓病が起こりやすい

このように報告したのです。見事な説明でした。

以来、心筋梗塞や脳卒中は早朝に多いことが認められ、投薬などの治療の工夫がなされています。

一方、心筋梗塞や脳梗塞の発症にみられるサーカディアンリズムを詳しくみてみると、第二のピークが夕方にあることがわかります。

それでは、なぜ、心筋梗塞や脳梗塞は、朝だけではなく夕刻にも多いのでしょう。

その理由は、これまでまったく知られていませんでした。ミューラーらをはじめとする数多くの研究が長年くりかえされてきましたが、この理由を推測することすら、できていませんでした。

日の出、日の入りの前後は、薄明《はくめい》と薄暮《はくぼ》と呼ばれる、日の明るさが急速に変わる時間帯です。生体リズムを保持し補強するには、この時間帯が必要です。二五時間の生体時計をもっているヒトが、からだのなかの夜と昼を、環境の夜と昼に同調して生活するには、太陽光の助けが必要です。日の出とともに、明るい日差しをたっぷり浴びることによってはじめて、からだのなかの「自転」のリズムは、地球の「自転」のリズムに引き込まれていくのです。

薄明と薄暮が重要であることは、ヒト以外の生物においても同様です。有名な実験として、ショウジョウバエを使ったピッテンドリクの実験があります。

ショウジョウバエは、実験室が明るくなった一〜二時の間後、すなわち早朝に羽化《うか》します。そこで、ピッテンドリクは、昼と夜の明暗周期のかわりに、一二時間の間隔で一日二回、光パルスを与えるだけの実験を行ってみました。その結果、ショウジョウバエは二回の光パルスのうちどちらか一回を、日の出と感じとり、見事に羽化したのです。**薄明と薄暮という時間帯こそが重要**であることを示した、興味深い研究です。

それゆえ、心筋梗塞や脳梗塞の発症が朝と夕に多いことは、何か薄明と薄暮に関連した体内の機構が関連しているのだろうとは想像されましたが、なかなか明快な回答が得られませんでした。

それがやっと、生体リズム研究から明らかになってきたのです。ピッテンドリクの研究をひきついだ弟子の、オランダのダアンが、生体時計には**夕時計**と**朝時計**の二つがあることを発見し、二〇〇六年一二月二日、東京で第二二回国際生物学賞を受賞しました。この発見により、心臓病が朝だけではなく、夕刻にも多い理由が説明できそうです。

時間生物学研究は、哺乳類で時計遺伝子が発見されたのを契機に、この一〇年間に急速な発展を遂げてきました。時計遺伝子のなかでも、中心的役割を果たす*Per*と*Cry*には、それぞれ*Per1*、*Per2*と*Cry1*、*Cry2*の二つずつが存在します。*Clock*と*B-mal1*もペアとして連動して作用しています。この一見無駄にもみえる重複性の意味は何でしょうか。

この疑問に対して、ダアンは興味深い概念を提唱しました。*Per1*、*Per2*の、それぞれどちらかの遺伝子を欠損させたノックアウトマウス*の行動リズムは、サーカディアンリズムが変化するだけですが、両方を欠損させたダブルノックアウトマウスにすると、その行動リズムが恒常暗（一日の明暗周期をなくし、実験室を一日中暗闇にして生活させる検査方法）で消失してしまいます。同じように、*Cry1*、*Cry2*も、あるいは*Clock*と*B-mal1*も、ダブルノックアウトマウスでは、行動リズムが、恒常暗で消失することを見いだしました。

ダアンは、この結果をもとにさまざまな実験系を展開し、生体時計には夕時計（Evening振動体）と朝時計（Morning振動体）があると提唱しました。そして、行動リズムの開始位相を支配する時計（夜行性動物のマウスでは夕時計）には*Per2*が、行動リズムの終了位相を支配する時計（夜行性動物のマウスでは朝時計）には*Per1*が関与することを発見しました。

心筋梗塞が朝に多い理由は、生体時計の一つ、「朝時計」の仕業であり、そして、夕方にも多いのは、生体時計のもう一つの時計、「夕時計」の仕業だったのです。

＊註：遺伝子の機能は、その遺伝子を除いてしまったり、あるいは発現制御を変えてしまったりして、検証します。その検証のために、特定の遺伝子をゲノムからはずしてしまい、その動物を個体にまで成長させたのがノックアウト動物です。遺伝子一つをとりはずしたのがノックアウト動物で、遺伝子二つをとりはずしたのがダブルノックアウト動物です。

二〇〇七年のノーベル医学生理学賞を受賞したのは、ノックアウトマウスの作製に成功したマリオ・カペッキ、オリバー・スミシーズ、マーチン・エバンス氏でした。

生活スタイルを映す一週間の血圧記録

わが国の高血圧患者数は三五〇〇万人にものぼります。わが国や、欧米における先進国だけではなく、開発途上国においても、膨大な数の高血圧患者が発生しています。

高血圧は放置すれば四〇〜五〇代で重篤《じゅうとく》な心血管系合併症を引き起こし、死に至らしめる、社会的にも重要な疾病《しっぺい》です。近年、すぐれた降圧薬が相次いで開発され、その結果、合併症発現を防ぎ、合併症による死亡率を低下させることが可能になりました。

しかし、二〇〇〇年度の国際調査では、血圧を正常化させても脳卒中のリスクは四六％にとどまり、冠動脈疾患のリスクに関してはわずか一四％しか低下しえない、との限界が報告されています。

この理由の一つに、高血圧治療が十分には徹底されていないことが挙げられます。高血圧治療には「**1／2の法則**」があるといわれています。つまり、高血圧患者の1／2の人しか、自分が高血圧であると知っていない。そのうち1／2の人しか治療していない。治療している人の1／2しか十分な降圧が得られていない——のが、その実態なのです。医師として高血圧治療に携わる場合、この現状をしっかり念頭におき、十分にその理由を考察することが大切です。

筆者は、その第一の原因が**高血圧の診断が正しくなされていないこと、**そして第二の原因として、**治療が適切でないこと**（医師が十分に治療したと感じていても、実状はなお降圧の程度が不十分であるため）と推察しています。それを見極めるには、時間を考慮した診断と治療効果の評価が必要です。つまり、自由行動下血圧や家庭血圧を用いて、診療所にいるときとともに、家庭にいるときの患者の実状を観察することが肝要だということです。

高血圧治療ガイドラインでは、外来患者の血圧が140/90 mmHg以上を高血圧と定義し、降圧目標を130/85mmHg未満に指定しています。

しかし、はたしてそれでよいのでしょうか。

血圧は、測るたびに異なった値を示します。いったいどの値をもって、140/90mmHg あるいは130/85mmHgの基準に照らせばよいのでしょうか。同一個人においても状況と時点によって、血圧は異なっているはずです。

そして、その降圧目標値も、個人により異なるはずです。日本に住んでいる人と、四五〇〇ｍの高所に住んでいる人は、同じ基準でよいのでしょうか。このようなことを十分知らずして、降圧目標値が正しく定められるのでしょうか。

このような疑問をもち、そして、このことを確かめるため、筆者は、七日間連続して三〇分ごとに血圧を記録し、血圧の変動性を観察してきました。

一九九八年にＡ＆Ｄ社（東京）が、大判の手帳くらいの大きさの、小型で軽量の携帯型血圧計（A&D TM-2430）を開発しました。この血圧計のおかげで、七日間連続して三〇分ごとの血圧記録が可能になったのです。

七日間連続の血圧記録は、日常の生活スタイルにともなう血圧・心拍のさまざまなゆらぎを映す、いわば鏡のようなものです。以下に、これまでに観察しえた、血圧変動の実態を示したいと思います。

（1）血圧のサーカディアンリズム

携帯型血圧計を用いて、血圧の変動する様子を観察しますと、血圧は一日を単位として周期的（リズミカル）に変動していることがわかります。

夜低くて、昼間高いという、余弦《よげん》曲線様の変動を示します。

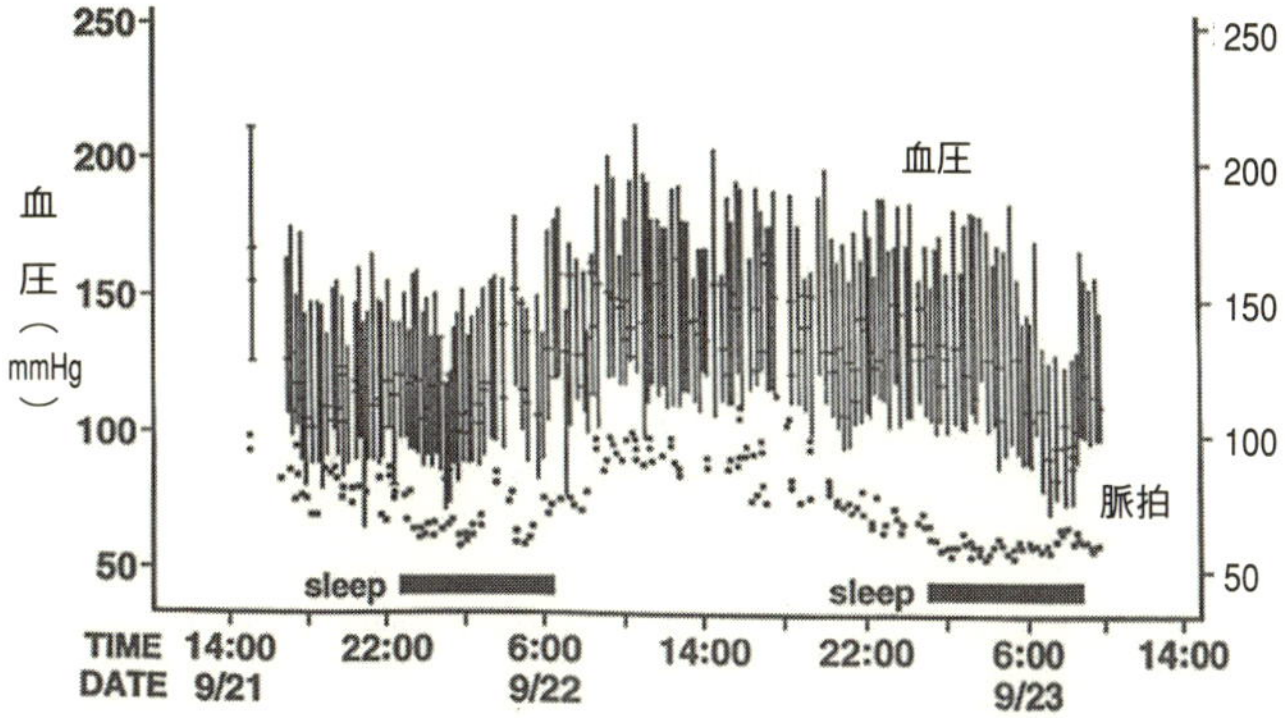

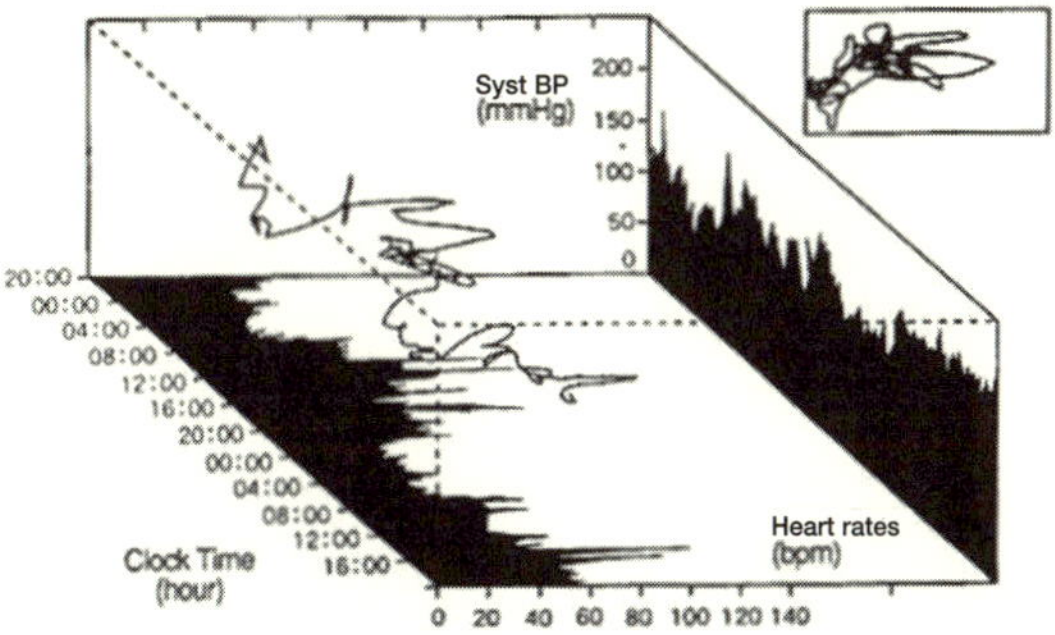

図13　血圧のサーカディアンリズム

携帯型血圧計を用いて、血圧の変動する様子を観察すると、血圧は1日を単位として、夜低くて、昼間高いという、リズミカルな変動をくりかえしています（上段の図中、棒グラフの連続）。

脈拍も、血圧と同じように、夜低くて、昼間高いという1日のリズムを示します（上段の図中、点の連続）。

血圧とほとんど同じように変化していますが、これを（血圧、脈拍）を座標として、立体的に描くと、下段の図のように、くねくねとくねった曲線になり、複雑に振る舞っている様子がわかります。これが「血圧・脈拍の複雑性」です（図中、Syst BP = 収縮期血圧、Heart rates = 脈拍）。

この変動に、起床にともなう早朝の高血圧や、仕事中のストレス、医師との面接などにともなう一過性の血圧上昇が重畳《ちょうじょう》して、血圧は一見、複雑に時々刻々変動します。携帯型血圧計を装着して観察した、血圧の一日の変動を図13に示します。図の第一回目の記録が、大きく上に飛び出しているのがわかります。これは一過性ですが、血圧が著しく高いことを示しています。

一般に、診療所で測定した血圧値は高いものの、家庭で家庭血圧計を用いて測定した血圧値が正常値の場合、このような高血圧は、「白衣高血圧」と呼ばれます。高血圧症の患者の血圧値も同様で、家庭で家庭血圧計を用いて測定した血圧値より、診療所での測定値が著しく高い「**白衣現象**」がみられます（この原因はいまだ不明です）。

睡眠中、血圧は低くなります。健常者では睡眠とともに、血圧は昼間に比し、一〇～二〇％低くなるのが通常です。そして、覚醒・起床とともに、血圧は大きく上昇します。この血圧上昇のことを、早朝の血圧上昇と呼び、この程度が著しく大きい場合、**モーニングサージ**と呼ばれます。二四時間血圧の変動様式の異常は、昼間の血圧に比し、夜間の血圧がどの程度低下するかによって定義されます。昼間の血圧に比し、夜間の血圧下降が一〇％未満の群はnon-dipper、二〇％以上の群はextreme-dipperと呼ばれ、どちらも臓器障害の発症頻度が統計上、有意に多いことが知られています。

まれに、昼間の血圧値よりも夜間の血圧値のほうが大きい場合があり、自治医大の苅尾七臣教授は、これをライザー（riser）と名づけました。臓器障害をもっとも合併しやすい群ですので要注意です。このライザー群は、時間医学の立場からは、血圧リズムの位相の異常であり、まさにリズム異常なのです。

筆者らが注目している、血圧のリズム異常に、異常に大きい二四時間血圧変動性があります。四八時間の連続記録血圧で観察すると、拡張期血圧の標準偏差が15mmHg以上となった、血圧変動性が大きい群があるのです。この群では、脳梗塞の発症と高血圧性腎症の発症頻度が、血圧変動が正常範囲内の群に比し三～五倍、多くみられました。これは、夜間の大きな血圧下降と、早朝あるいは昼間の大きな血圧上昇を反映した、血圧日内変動様式であり、筆者らは血圧過剰変動群over-swinging、あるいはCHAT（Circadian-Hyper-Amplitude-Tension）と称しています。

脈拍も、血圧と同じように、夜低くて、昼間高いという一日のリズムを示します（図13の上段の図中の点の連続）。血圧とほとんど同じように変化しているごとくにみえますが、これを（血圧、脈拍）を座標として立体的に描きますと、図13の下段の図中のように、くねくねとくねった曲線になります。いっそう、複雑になっている様子がわかります。これが「血圧・脈拍の複雑性」です。

健康を維持するための生体の要素は、これまでの多くの研究から、五～七個の要素で成り立っていることがわかっています。血圧と脈拍だけでも、これほど複雑になるわけですから、五～七個の要素が絡み合いますと、きわめて複雑な様相を呈します。一見しただけでは、何が何だかわ

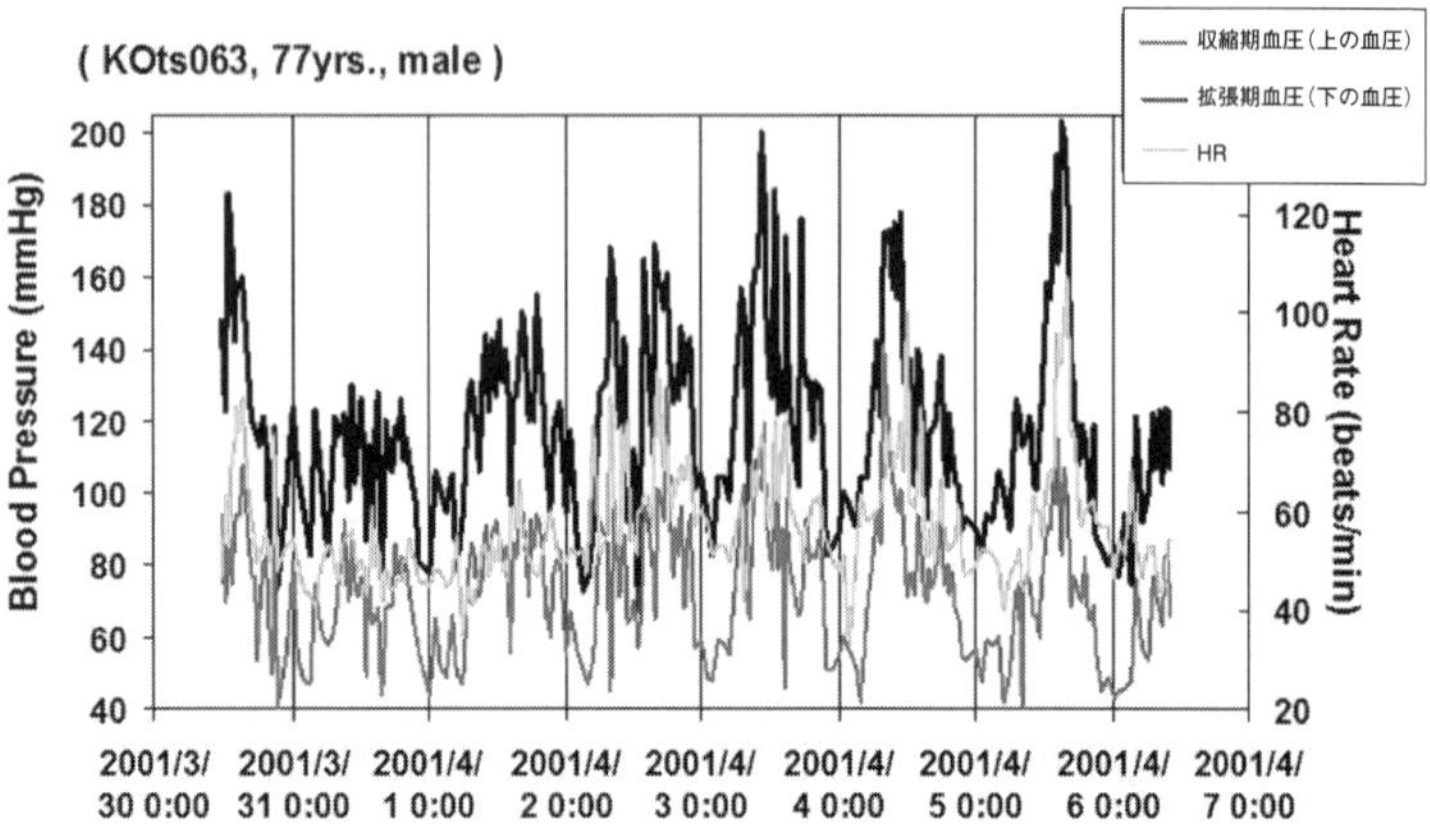

図14　血圧にみられるサーカディアンリズムと1週間のリズム

1998年にＡ＆Ｄ社（東京）が、小型で軽量の携帯型血圧計（A&D TM-2430）を開発しました。この血圧計が使えるようになったことで、7日間連続して血圧を記録し、その日々の変動の違いを観察することが可能になりました。図は77歳男性の7日間連続血圧記録の一例です。

図中の7つの縦線は、午前0時をあらわしています。午前0時を中心に、夜間の血圧は7日間とも低く、縦線と縦線の間の昼間の血圧は、7日間とも高くなっています。

この例で注目される点は、2つあります。その1つは、記録を開始した1日目の血圧値が高いことです。携帯型血圧計の器械に慣れていないため、30分ごとにくりかえされる血圧測定の動作に、つい緊張し、血圧が高くなっているのです。2日目には、器械にも慣れ、120くらいの血圧に落ち着いています。

注目される点の2つ目は、2日目以降の、昼間の血圧が日ごとに異なることです。5日目まで、昼間の血圧は徐々に高くなり、6日目、7日目は少しずつ、血圧が低下していく傾向がみられます。この7日間の24時間血圧には、サーカディアンリズムとともに、あたかも、1週間のリズム性があるようにみえます。

さて、この一例ですが、1日目と2日目を除きますと、それ以外の5日間の夜（睡眠時）の血圧は、昼間の血圧に比し20％以上、低下しています。昼間と夜間の血圧差が大きすぎます。生体リズムの立場からは、over-swinging（あるいは、CHAT）と呼びます（第七章215頁参照）。いわゆる、過剰の夜間血圧下降パターン（extreme-dipper）でもあります。

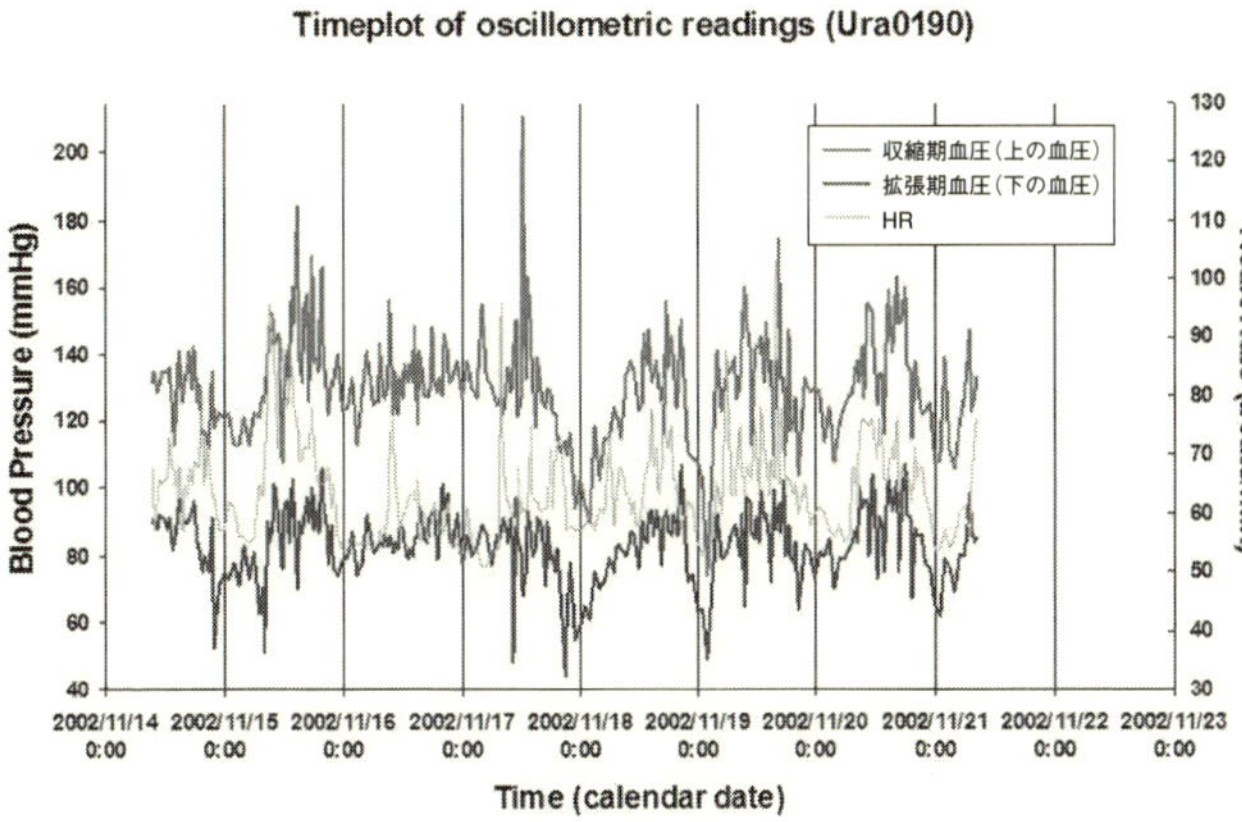

図15　日ごとに異なる夜間の血圧下降パターン

夜間の血圧下降度は、日ごとに異なります。

昼間の血圧に比し、夜間の血圧がどの程度低下するかによって、夜間の血圧下降パターンが定義されています。

昼間の血圧に比し、夜間の血圧下降が10％未満の群はノン・ディッパー（non-dipper）、20％以上の群はイクストリーム・ディッパー（extreme-dipper）と呼ばれます。まれに、昼間の血圧値よりも夜間の血圧値のほうが大きい場合があり、ライザー（riser）と呼ばれています。ノン・ディッパーとライザーは、臓器障害をもっとも合併しやすい群ですので、きちんと治療することが必要です。

ところが、携帯型血圧計（A&D TM-2430）を用いて、7日間連続して血圧を記録してみて驚きました。この夜間の血圧下降パターンは、日ごとに異なることが、わかったからです。

この図は、その一例です。図中の縦線は、午前0時をあらわしています。午前0時を中心に、夜間の血圧下降度をみてみると、7日間とも異なることがわかります。1日目は正常の下降度（dipper）、2日目はnon-dipper、3日目はriser、4日目と5日目はextreme-dipper、6日目と7日目はdipperと、1日ごとに、夜の血圧下降度が異なっています。

高血圧を正しく診断するには、そしてその治療効果を正しくみるには、1日だけの24時間記録では不十分です。それでは、どうすればよいのでしょう。筆者は、家庭血圧の利用をお勧めします。ただし、正しい測定法で、正確に測ることが大切です。終章228頁を参照ください。

かりません（複雑性、あるいは、コンプレクシティ）。それゆえ、それを解きほぐし、一つ一つの要因を抽出しなおし、乱れているリズムの要因が何であるのか、解き明かすことが必要です。

このための学問体系を、筆者らはクロノミクス（第六章一九四頁を参照）と称しています。

（2）日ごとに変わる、血圧のサーカディアンリズム

高血圧が正しく診断されているか、また治療効果を正しく評価できているかを知るために、筆者は二四時間血圧を七日間連続して記録してみました。その結果、いろいろなことが観察されました。その一つとして、二四時間血圧も日ごとに変動することがわかりました。この日差変動は、図14のように二四時間血圧の一週間のリズムとしてみられます。

もう一つは、夜間の血圧下降パターン（すなわち上述の、dipper、non-dipper、extreme-dipper）も、日によって変わるということでした（図15）。

七日間の記録のどこかに、non-dipperの夜があるにもかかわらず、一日か二日の記録ではnon-dipperを見落としてしまう群を"masked non-dipper"（仮面ノン・ディッパー）と定義し、一六三三日間、追跡調査しました。masked non-dipperは仮面高血圧の一つです。その結果、masked non-dipper群の心脳血管病の発症は、対照群（dipper型の高血圧患者）に比べて二・五三倍も大でした。それゆえ、血圧の変動パターンは、日毎に変わることをよく認識し、家庭血圧を正しく、規則正しく測ることが大切です。

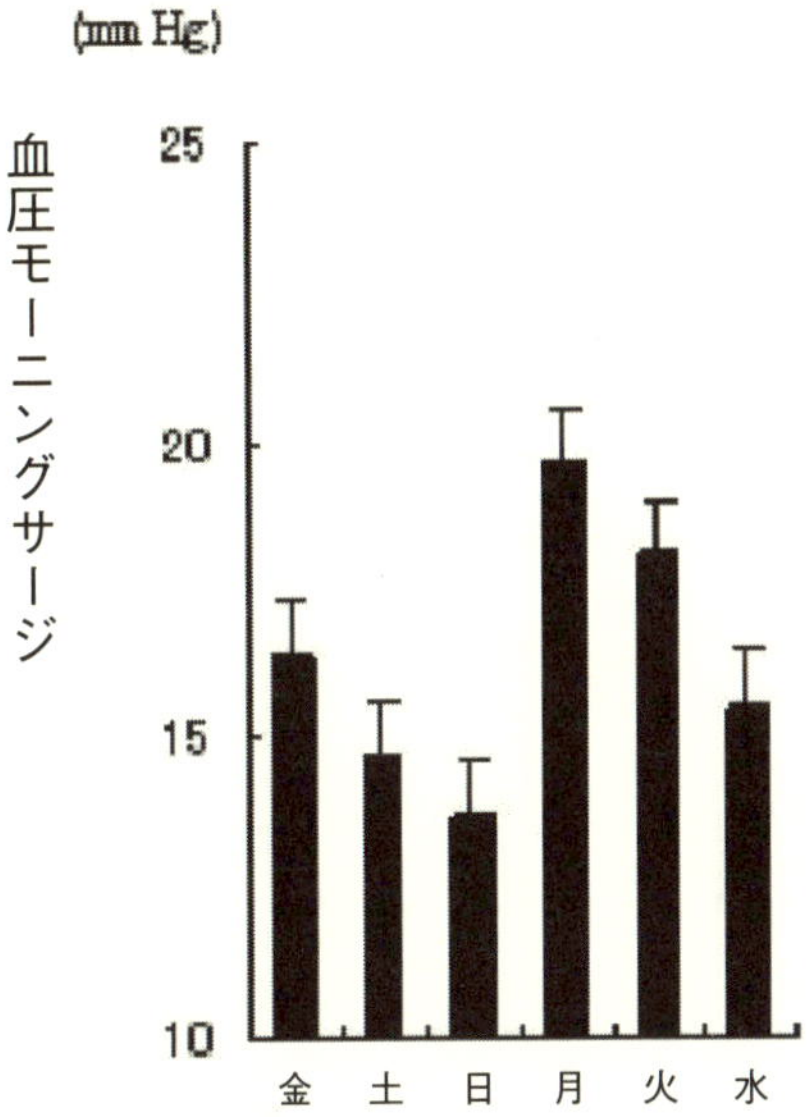

図16　血圧のモーニングサージにみられる1週間のリズム

血圧のモーニングサージは、脳梗塞や心筋梗塞の原因、あるいは引きがねになると考えられています。そのため、このモーニングサージを適切に治療することこそが、高血圧治療のポイントです。

約300人の地域住民を対象に、携帯型血圧計（A&D　TM-2430）で、7日間の24時間血圧を記録しました。この記録から、血圧のモーニングサージの1週間の変動を評価しました。就寝中の血圧平均値に比べて、起床後2時間の血圧平均値がどれくらい大きいかによって、朝の血圧上昇度を計測し、モーニングサージがあるか否かを評価したのです。

この図は金曜から水曜までの朝の血圧上昇度を、6日間の変化として図示したものです。

就寝中と起床後の血圧の差が大きすぎる場合を、「血圧のモーニングサージ」と呼びます。朝の血圧上昇度が、土曜・日曜に小さく、月曜・火曜に大きいことがわかります。血圧のマンデーサージと呼んでいます。多くの人々は、月曜に職場にもどり、仕事を開始します。この気分の変換に、精神的ストレスを感じているにちがいありません。血圧のモーニングサージが月曜に大きいという現象は、高血圧治療のあり方を考えさせる、重要な所見です。

（3）血圧は月曜に急上昇する

心脳血管系事故の発症は早朝に多く、血圧のモーニングサージが心事故や脳事故の、引きがねになる可能性があります。それゆえ、高血圧治療においては、これをいかに治療するかが治療のポイントになります。

大阪医大の村上省吾博士は筆者らとともに、七日間の二四時間血圧記録から、血圧の一週間変動性を評価しました。その結果、血圧のモーニングサージが、土曜・日曜に小さく、月曜に大きいことを見いだし、**マンデーサージ**と呼びました。

多くの人々は日曜に休息し、仕事のストレスから解放されます。一方、職場にもどる月曜は、休息から仕事への気分の変換に、精神的ストレスを感じるにちがいありません。このことが原因で、心筋梗塞や脳梗塞の発症が月曜に多いと考えられてきました。

筆者らが見つけた、血圧のモーニングサージが月曜に大きいという現象は、心脳血管系事故が月曜に多いことの主たる原因なのかもしれません。高血圧治療のあり方を考えさせる、重要な発見です。

（4）飲酒は高血圧の元凶

生体リズムには、さまざまな環境が影響しています。日差しの強さや気温変化などの環境だけ

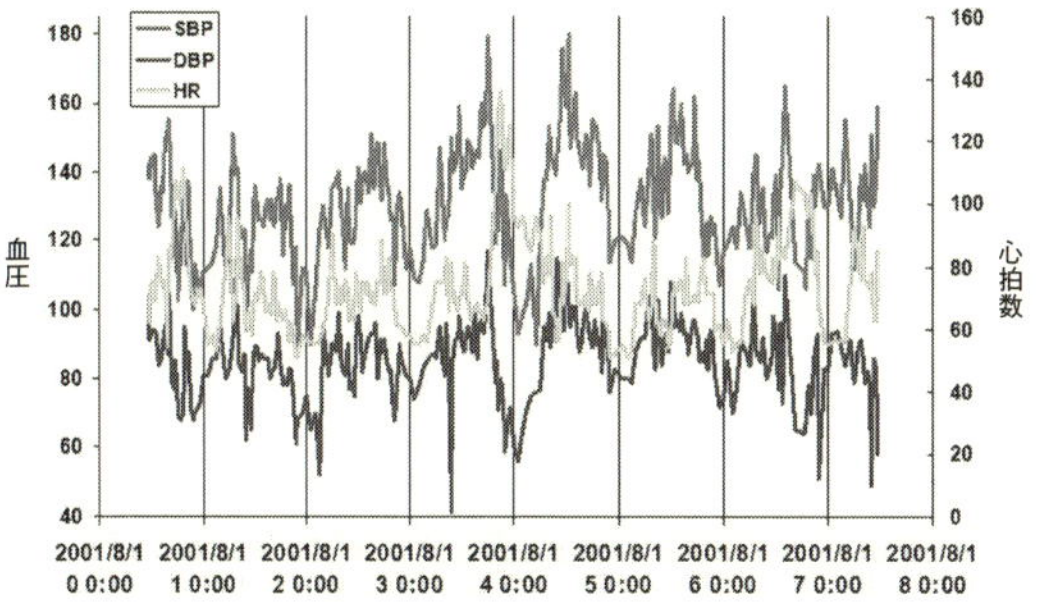

図17　血圧と心拍数に及ぼす深酒の影響

深酒により、血圧と心拍数は大きく変動します。

課長職の51歳男性に、7日間連続して24時間血圧を記録した一例です。図中の7つの縦線は、午前0時をあらわしています。

記録第4日目に宴会があり深酒。その結果、著しい心拍数の増大と、著しい血圧の低下が観察されています。

この飲酒にともなう著しい血圧の低下は、翌朝、反跳的に上昇しています。飲酒の翌朝、血圧が大きく跳ね上がる様子が、端的に描かれています（SBP：上の血圧、DBP：下の血圧、HR：心拍数）。

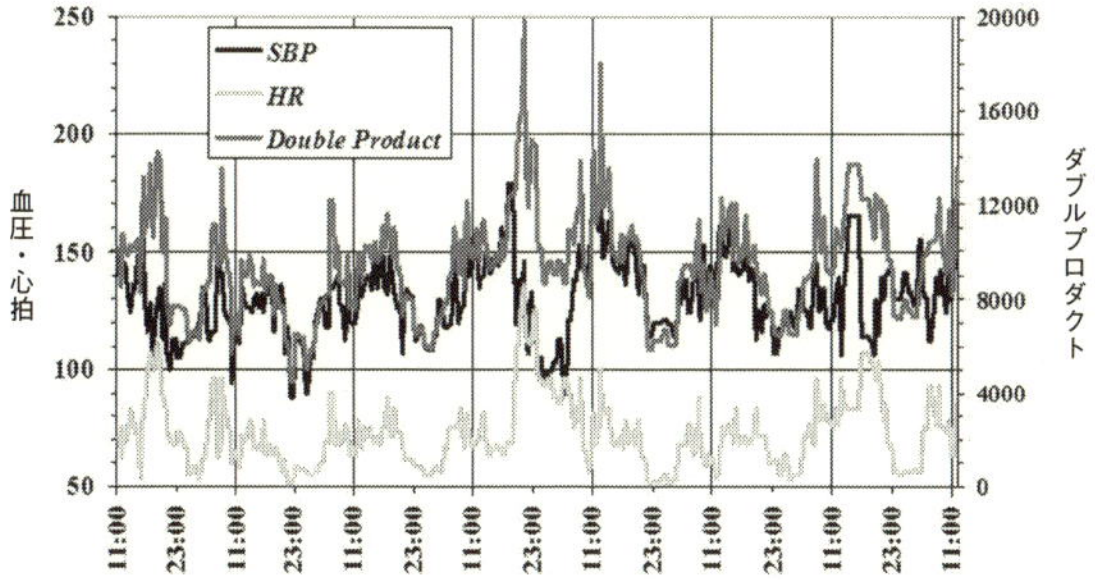

図18　血圧と心拍数に及ぼす深酒の影響

図17に紹介した51歳男性の、7日間連続の24時間血圧記録を、上の血圧と心拍数の積（ダブルプロダクト）の経過図として呈示したものです。図中の7つの縦線は、午前11時をあらわしています（SBP：上の血圧、HR：心拍数）。

ダブルプロダクト（上の血圧と心拍数の積）とは、心臓で使われる酸素量を反映する指標です。この図から、ダブルプロダクトが、飲酒中とその翌朝に、二峰性に著しく上昇していることが観察されます。すなわち、過度の飲酒は、飲酒時だけではなく、その翌朝にも、心臓の酸素消費が増大します。深酒をした翌朝は、十分からだをいたわることが大切です。

ではなく、仕事のスケジュール、睡眠時間、食事スケジュールなどが影響し、リズムの形を変えています。

そこで、血圧リズムを変える、飲酒の影響について紹介したいと思います。

図17は五一歳男性の血圧の七日間連続記録です。記録第四日目に宴会があり、課長職の立場もあって深酒をしました。深酒の影響で心拍数が増え、血圧は著しく低下しています。飲酒とともに著しく低下した血圧は、翌日の朝には、反跳的に上昇しています。

収縮期血圧と心拍数の積として計算したdouble product（ダブルプロダクト）というのは、心臓で使われた酸素量の大きさを反映する数値です。その、七日間の記録をみますと（図18）、心臓への負担（double product）が、飲酒中とその翌朝の二峰性に、上昇していることがわかります。**深酒は、飲んでいる最中に心臓に負担をかけるばかりではなく、その翌朝にも大きな負荷をかけている**のです。深酒をした翌朝には、十分にからだをいたわる工夫が大切であることを、あらわしています。

このような深酒をくりかえしていると、やがて本当の高血圧になってしまいます。

アルコール摂取量の単位としては、「標準飲酒」が用いられ、一標準飲酒とは、エタノール換算14gをいい、ビールなら350ml、日本酒・ワインなら120ml、ウイスキーなら45mlが、それに相当します。

一日平均で三標準以上を飲酒する人は、飲酒量に比例して、血圧値が高くなると報告されています。また過度のアルコール摂取は、心臓病や脳卒中の発症頻度を増加させます。

一方、飲酒が習慣になっている人も、飲酒量を減らすことによって、血圧が下がることが確かめられています。

一日の疲れがとれる程度の、適度の飲酒（節酒）にとどめて、深酒をしないように心がけましょう。

(5) 口論は血圧を上昇させる

飲酒がいったんは血圧を下げ、心拍数を増やすのに比べて、口論は著しい血圧の上昇と、脈拍数の増加を特徴とします。

同時に記録された血圧と心拍数を掛け算して求めた「血圧と心拍数の積」（ダブルプロダクト）は、心臓が必要とする酸素の量と相関します。この積が大きいほど、心臓はたくさんの酸素が必要になります。そのため、狭心症や心筋梗塞をすでに患っている人は、口論の際、心臓が酸素不足に陥り、再発作を起こしてしまうという危険性があることになります。常に、心を穏やかに保つことが大切です。

ヒトは入眠とともにすみやかに深睡眠に移行し、血圧の値は昼間に比べて一五～二〇％低くなります。

睡眠以外にも血圧は、さまざまな日常の要因に影響され、時々刻々変動しています。たとえば、

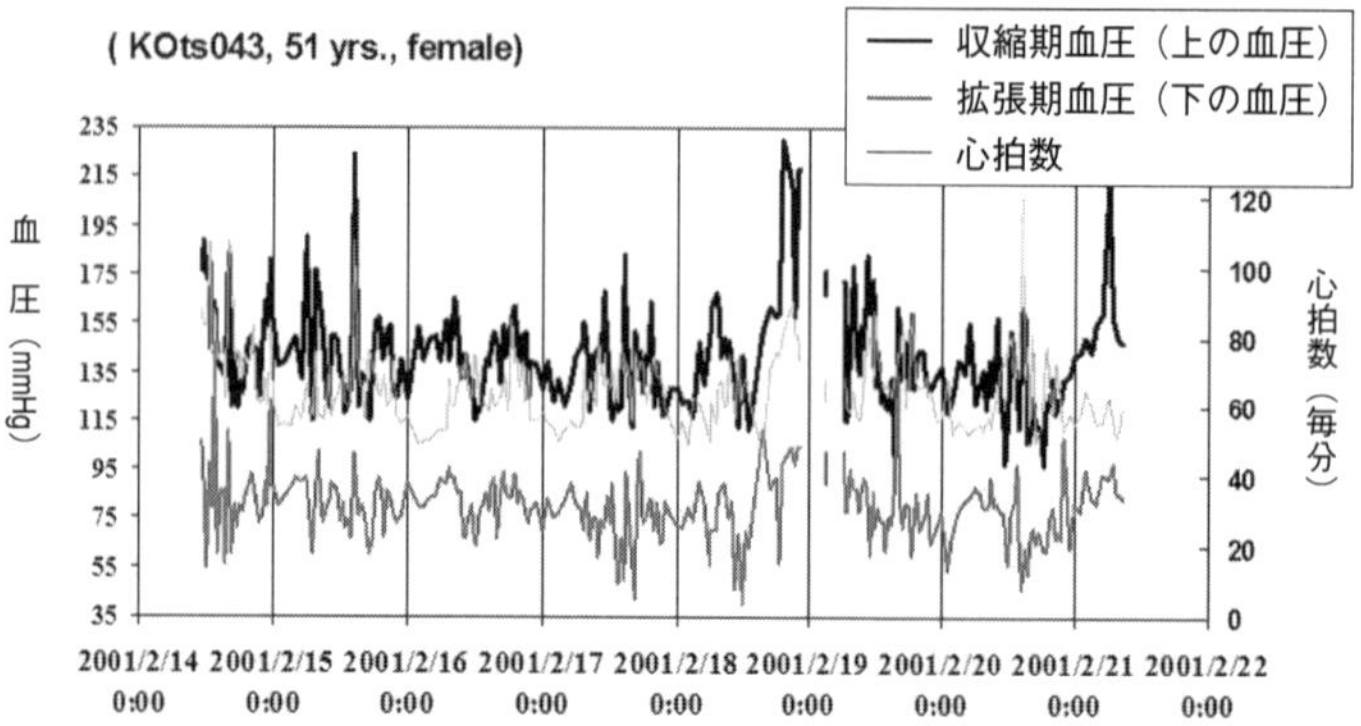

図19　口論にともなう著しい血圧の上昇と、著しい心拍数の増加

口論をすると、血圧と心拍数はどちらも著しく上昇します。

携帯型血圧計（A&D TM-2430）を用いて記録した、51歳主婦の、7日間24時間血圧の一例です。図中の7つの縦線は、午前0時をあらわしています。

7日間の血圧測定をしていた5日目の夕刻、高血圧のため降圧薬を服薬中のこの主婦は、息子さんと大喧嘩をしました。口論ですが、そのことが気がかりで、その夜は一睡もできなかったとのことです。

口論のため、上の血圧が140mmHgくらいから220mmHgくらいまで、80mmHgも上昇し、下の血圧も80mmHgくらいから110mmHgくらいまで、30mmHgも上昇しています。血圧だけではなく心拍数も60拍/分くらいから90拍/分くらいまで、30拍/分ほど増加しています。

この主婦は、この口論をきっかけに気分がめいってしまい、翌朝まで眠れませんでした。そのため、血圧の上昇と心拍数の増加が、1晩中続いています。

高血圧の管理には、気分を転換し、ストレスを持ち越さないよう心がけることが大切です。

喫煙により、心拍数の増加とともに血圧が10～15mmHg上昇し、その状態は約一五分間持続します。コーヒーや緑茶は、心拍数にはほとんど影響しませんが、血圧を10～15mmHg上昇させ、その状態は二時間も続きます。コーヒーの後にタバコを喫《の》みますと、血圧の上昇は加算され（20～30mmHgも高くなり）、その状態は二時間以上も持続します。

会話により血圧は10mmHg上がりますが、声が大きいほどその程度も大きくなります。その他、食事あるいは咳《せき》、排尿・排便など、日常のあらゆる生活活動にともなって、血圧は時々刻々変動しているのです。

血圧は楽しいとき下がり、悲しみ

や不安とともに高くなります。

図19は、息子さんと口論をして、そのときの精神的興奮があとをひき、血圧上昇が一晩持続した五一歳の主婦の、血圧と心拍数の記録です。

高血圧の治療を受けていて、高血圧の程度を詳しく調べるために、携帯型血圧計での七日間連続記録を行っていました。記録中の五日目の夕方、息子さんと口論になってしまいました。上の血圧が80mmHgくらい、下の血圧も30mmHgくらい、著しく上昇している様子がわかります。血圧だけではなく心拍数も三〇拍／分くらい増加しています。この主婦は、口論をきっかけに気分がめいってしまい、翌朝まで眠れませんでした。そのため、血圧の上昇と心拍数の増加が、一晩中続いています。

最近の研究では、ストレスが重なり、気分がめいってしまう（抑うつ気分）と、血圧が上昇するだけではなく、心筋梗塞などの心臓病を発症する確率が、二・五〜五倍も大きくなることが明らかにされました。気分を転換し、ストレスを持ち越さないよう心がけることが大切なわけです。

(6) 低血圧の診断と治療

上の血圧が100mmHgを下回るとき、低血圧と呼ばれます。一般に低血圧は、若いやせた女性に多く、ふらつき・めまい・けだるさ等の症状をともないます。寿命はむしろ長く、本態性低血圧症と呼ばれます。このような低血圧症の場合は、治療の必要はありません。

治療が必要となるのは、一過性の低血圧です。たとえば、起立時に血圧が20 mmHg以上も下がる「起立性低血圧」や、食後二時間くらい続く「食後の低血圧」、あるいは「入浴後の低血圧」などです。

起立性低血圧は、起立時から起立後の数分後にみられる血圧低下をいいます。六五歳以上の約二〇%に認められ、加齢とともにその頻度は増大します。老人の失神や転倒の原因の一つであり、死亡率などの病後の経過と関連することが報告されています。八〇歳以上の超高齢者では、食後の低血圧をあわせて認めることが多く、失神することがあるため注意が必要です。

食後の低血圧は、食事の一~二時間後にみられる20mmHg以上の血圧低下をいいます。高齢者に多く認められ、その程度が強いと、ふらつきや転倒の原因となります。血圧低下の程度が著しい場合には、脳梗塞の誘因にもなりますので、要注意です。食事の量が多すぎることや、温かすぎる食事が、その原因の一つです。食後の低血圧がみられる場合には、一回の食事量を少なくし、食事回数を増やすといった工夫が有効です。

食後の低血圧は、血管拡張性物質が過剰に分泌されることが原因とされています。その予防には、カフェイン摂取が有効です。ですから、**食後においしいお茶**を一服というのは、理にかなっています。

食後は、低血圧とともに、血管が傷みやすくなります。この予防にはビタミンCとEの摂取が有効ですので、十分な野菜や、食後の果物の摂取が有効です。

入浴の後、血圧は5～10mmHg低下します。適切な入浴習慣（湯温四二℃以下、一〇～一五分以内の入浴時間、一日二回までの入浴回数）では、血圧低下だけではなく、ホルモン分泌を改善し、免疫機能を高めます。入浴により温められたからだの効果は、出浴後も長時間持続しますので、適切な入浴習慣は、健康増進に有効です。とくに温泉浴の効果は、翌朝まで持続するといわれています。

一方、湯温が高い温泉（高温浴）では、思いがけず血圧が下がりすぎ、その状態が翌朝の八～一二時まで続くことがあります。血圧が下がったままで、血液が粘っこくなり、血液が固まりやすく、溶けにくい状況が続きますと、心臓病や脳梗塞の原因にもなりかねません。この予防には、十分な水分摂取が有効です。

低血圧の治療法として有効なのは**水分摂取**です。コップ二杯の水（約500cc）を飲みますと、三〇分以内に血圧が10～30mmHg上昇します。その効果は三〇～六〇分続きますので、上述の本態性低血圧や、起立性低血圧、食後の低血圧にも有効です。

眠る前に食事をすると太る

時計遺伝子の働きは、生活習慣病と密接にかかわっています。たとえば、時計遺伝子の一つである*B-mal1*は、食事から摂取した脂肪分を脂肪細胞に蓄え、大型の脂肪細胞をつくります。また、脂肪細胞に蓄えた脂肪からコレステロールを合成し、一方、脂肪の分解を抑制して、細胞における脂肪の蓄積を増大させます。

時計遺伝子量の発現パターンには二四時間のリズムがあり、一般的にどの遺伝子も、休息終期（活動開始期）に増えはじめます。一方、*B-mal1*だけは、リズムの位相がずれていて、活動終期（休息初期）に増えはじめます。

この*B-mal1*の特異的なサーカディアンリズムは、何を意味しているのでしょうか。

それは、活動期間に失われたエネルギーを、休息期間中に補充すべく意図されていることを意味しています。それゆえ、「眠る前に食事をすると太る」という戒《いまし》めは、むべなるかなといえるのです。それはまさに、この時計遺伝子*B-mal1*の仕業だったのです。

メタボリック症候群の本当の原因は、生体リズムの乱れ

いくつもの未病が重なると、病気になる頻度が高くなることは、すでに一九六九年に報告されていました。当初は、多重危険因子症候群と呼ばれていました。

未病のなかでも、高血圧症、糖尿病、肥満、高脂血症（悪玉コレステロールや中性脂肪が高いこと）の四つが合併すると、致死的な心筋梗塞や脳卒中などの重病に罹《かか》りやすくなり、あるいは突然死の危険性が高くなるとして、一九八九年、カプランは、これを「**死の四重奏**」と呼び、警鐘を鳴らしました。

メタボリック症候群の診断基準は次のとおりです。肥満の程度が欧米人とは異なることから、

いろいろ議論されてきましたが、二〇〇五年四月に、日本内科学会が中心となって、次の四つの基準を満たす場合と定義されました。

（1）上半身の内臓のまわりにつく肥満（腹部肥満あるいは内臓脂肪型肥満と呼ばれます）があること。へその位置でのウエスト径が、男性では85cm以上、女性では90cm以上
（2）程度の軽い血糖値の上昇（空腹時の血糖値が110mg/dl以上）
（3）程度の軽い高脂血症があること（中性脂肪が150mg/dl以上と高いか、善玉コレステロールが40mg/dl未満と低いこと）
（4）程度の軽い高血圧（上の血圧が130mmHg以上、あるいは下の血圧が85mmHg以上）であること

肥満があって、残り（2）～（4）の項目のなかで、二項目以上あてはまれば、メタボリック症候群です。

さて、最近の研究成果から、生体リズムの乱れが、メタボリック症候群の原因であることが明らかにされました。

二〇〇五年、チュレックは、*Clock*という時計遺伝子に異常のあるマウスが、成長とともにメタボリック症候群になることを発見し、米国の「サイエンス」という雑誌に発表しました。

時計遺伝子に異常があるのですから、もちろん睡眠、活動、摂食などにはサーカディアンリズ

ムがみられません。それだけではなく、生後七〜八カ月で、メタボリック症候群になってしまうのです。遺伝子異常のないマウスに比べると、血液中の中性脂肪とコレステロールが、それぞれ二〇・六％と一五・六％高く、血糖値も二三・八％高かったのです。このマウスに高脂肪食を与えて飼育しますと、コレステロールや中性脂肪がいっそう増大し、糖尿病になってしまいました。

時計遺伝子の異常が、食欲を調節するホルモンであるレプチンの分泌を高め（血液中のレプチンが、通常より三五・三％も高値）、生体リズムの異常が、睡眠や食欲といった生活スタイルと深くかかわっていることを示した、たいへん貴重な発見でした。この論文を契機に、生体時計と生活習慣病とのかかわりが、俄然《がぜん》、注目されるようになりました。

生体リズムが乱れると癌になる

古来、勤務年数が長い女性看護師に乳癌や大腸癌が多いこと、また男性のシフトワーカーに前立腺癌が多いことが知られていました。しかし、その理由は明らかではありませんでした。シフトワークによるサーカディアンリズムの乱れが時差ぼけのような疲労をもたらすこと、それにともない自律神経やホルモン分泌リズムに異常が起きること、あるいは夜間の食事量の増加などが、癌になる原因だと推察されていました。

それがごく最近、時計遺伝子の異常が、発癌の重要な原因であることが明らかにされたのです。最近の研究から、生体リズムが時計遺伝子によって発振されていることが明らかにされました。

くりかえしになりますが、生体リズムは約二四時間周期の時計ですので、ちょうど置時計に相当します。この時計は*Clock*、*B-mal1*、*Per1*、*Per2*、*Cry1*、*Cry2*の、六つの時計遺伝子が中核となり、基本回路（コアループ）を構成しています。

このうち*Clock*と*B-mal1*はペアとなって作用を発揮します。そのペアは、時計遺伝子（*Per1*、*Per2*、*Cry1*、*Cry2*）を刺激して、遺伝子から蛋白（すなわち、時計蛋白のPER1、PER2、CRY1、CRY2）が合成されるよう、働きかけるのです。

やがて十分量の時計蛋白がつくりあげられてきますと、合成された蛋白自身が*Clock*と*B-mal1*のペアに、時計遺伝子への働きかけを中止するよう、ささやきかけます。これによって、生体リズムが乱され、時間が経過していくとともに、やがて時計蛋白は減少していきます。すると、再び、*Clock*と*B-mal1*はペアを組み、時計遺伝子を刺激しはじめるのです。

この刺激と抑制の連鎖に、おおよそ二四時間の時間経過を必要とすることから、二四時間周期の生体リズムがつくられているのです。

最近になって、この**六つの時計遺伝子のうちの、いずれかに遺伝子異常が発現すると、癌になる**ことが明らかにされたのです。なかでも、*Per1*、*Per2*が注目されています。これらの時計遺伝子に異常があるか、あるいは時計遺伝子を取り除いてしまったノックアウト動物に、発癌頻度が高いことが発見されました。そして、その時計遺伝子、たとえば**mPer2**を過剰発現させると、癌が縮小することが確認されました。

すなわち、時計遺伝子（*Per1*、*Per2*）は発癌を予防し、また、癌を小さくすることが明らかにされたのです。

規則正しい毎日を送ることが、癌予防に有効であることがおわかりいただけましたでしょうか。

時差ぼけ予防法

(1) 生体時計と文明——文明という名の弊害

ヒトは進化とともに生体リズムという武器を獲得しました。いわば生活の質（QOL）を高めるための適応の所産です。ところが、ヒトは文明をも著しく発展させました。電灯を発明したために、昼夜を問わず働くことができるようになりました。ジェット旅客機を発明したために、短時間のうちに大陸を越えて異文化の地まで、旅行することができるようになりました。

その結果、本来はQOLを高めるための生体リズムが、逆にQOLを落としてしまうという、思いもよらない事態が生じてきました。不眠・疲労感・胃腸障害・集中力低下など、時差ぼけと呼ばれる症状をもつことになってしまったのです。

前にも述べましたが、私たちのサーカディアンリズムの周期は、二四時間ではなく本来二五時間であることが知られています。毎朝、明るい日差しを浴びることによって、一時間分の時間のずれを、調整（リセット）しているのです。

二五時間という一時間長い周期が、本来の周期ですから、そのため、**ヒトは長い周期へのリズ**

ム調整は得意です。たとえば欧州へのジェット旅行の場合は、見かけ上、一日が長くなりますので、疲労感は少ないとされています。逆に米国へのジェット旅行のときは、見かけ上、一日が短くなりますので、疲労度は大きくなります。筆者たちは携帯型血圧計を携帯したまま、何度か海外旅行をしました。そのときの解析結果は、まさにこの考え方を支持するものでありました。

(2) 海外旅行の前と帰国後の、健康管理の心がけ

生体リズムとは、睡眠・覚醒周期、体温調節、血圧周期、心拍周期、排便周期など、からだのさまざまな働きのリズムが、よせあつまったものです。

ジェット旅行で海外に行った場合、これらの働きのうち、血圧のリズムは、すぐ海外の生活リズムに順応できます。心拍のリズムも、比較的早く順応することができます。しかし、体温や排便のリズムは、海外での生活リズムに順応するのに、一週間から一〇日間を必要とします。そのため、旅行前にはからだのなかで一つに統一されていたリズムが、新しい環境下ではバラバラになってしまいます。

これが時差ぼけです。

このようにバラバラになったリズムが、海外での生活リズムに順応するために必要とする時間には、各機能によって差があります。その結果、睡眠障害、眠気、疲労感、ぼんやりする、目の疲れ、精神作業能力の低下、胃腸障害、だるさ、食欲低下、頭重感、覚醒困難、生活リズムの乱

れ、気力低下、はきけ、いらいら、空腹感、便秘など、さまざまな症状が出現することとなります。

海外旅行にともない、血圧のサーカディアンリズムも変化します。携帯型血圧計を携帯したまま海外旅行をした、ボランティアの方の血圧計測結果から、海外旅行中の血圧が高くなること、脈拍数が増えることが観察されました。

そのリズム解析の結果、出発前は二四時間の血圧リズムが、海外滞在中は二五時間に延長し、帰国後は二四時間に回復することが観察できました。一方、脈拍のリズムは、出発前の二四時間のリズムが、海外滞在中だけではなく帰国後も、二五時間の長くなったリズムが継続することが明らかにされました。

このように、海外旅行中には、血圧のリズムも脈拍のリズムも、本来、生体内に内在する二五時間のリズムになります。旅行中の疲労感は、環境の二四時間リズムとこの二五時間リズムの一時間のずれが原因の一つです。また、帰国後の生活リズム（すなわち、二四時間リズム）への回復のスピードが、血圧と脈拍で異なっていますが、これが帰国後にも残る時差ぼけの原因です。

また、海外旅行にともなう血圧の変化は、高血圧であるほど、あるいは高齢者ほど、血圧変動の程度が大きいことが知られていますので、旅行中、血圧の薬を飲み忘れないよう、とりわけ注意が肝要です。

さて、時差ぼけには、**揺りもどし現象**があります。

たとえば、起床と就寝の時刻を毎日記録してみます。日本にいるときは、当然のことながら、

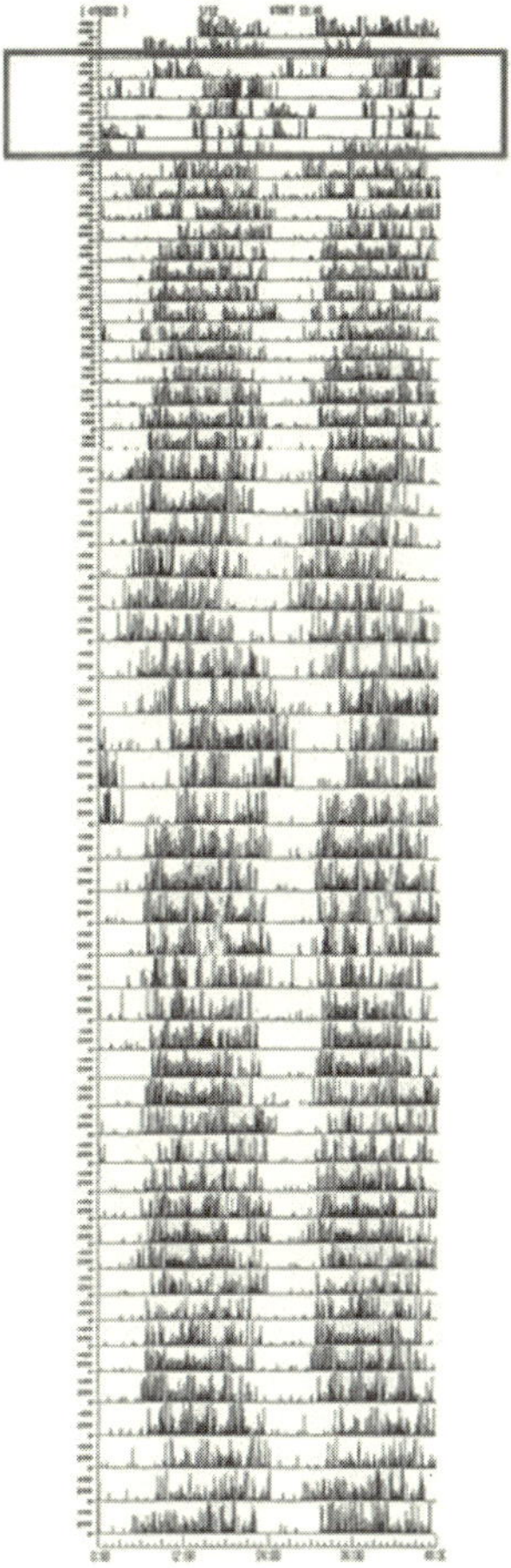

図20　5日間の欧州（ベルギー）訪問にともなう、身体活動量のリズムの乱れ

図は活動量モニター計（アクティブトレーサー、GMS社、東京）を腰につけたまま海外旅行し、旅行の前後8週間の、毎日の生活活動量を記録したダブルプロット図です。

ダブルプロット図とは、第1段目に、1日目（00:00～24:00）と2日目（00:00～24:00）の記録を連続して記載し、第2段目は、2日目（00:00～24:00）・3日目（00:00～24:00）の記録を、第3段目は、3日目（00:00～24:00）・4日目（00:00～24:00）の記録を、というふうに、1日を順次、2回記録する（ダブルプロット）記録法です。

したがって、図の左側が、第1日目から第（n）日目までの記録、図の右側が、第2日目から第（n+1）日目までの記録になっています。

このようにプロットすると、リズムの変化がよく観察できます。この図から、まず□で囲んだ、海外旅行中の生活活動量が不規則であることがわかります。次いで、帰国後1～2週間の間、生活活動量を開始する時刻（あるいは終了し、就眠する時刻）が、ゆるやかにくねっている様子がわかります。

たいへん興味深いのは、帰国後の3～4週間に、この起床時刻（就寝時刻）のくねり方が、著しく大きくなっていることです。時差ぼけは、帰国後すぐというよりも、3～4週間遅れて、大きく影響することを示しています。

海外旅行の後、1カ月間は、まだからだの調子が本調子ではないと心して、健康管理を怠らないことが大切です。

起床と就寝の時刻（すなわち、休息と活動のリズム）に二四時間のリズムが観察されますが、このリズムが、海外旅行中には乱れてしまい、かわりに、一週間のリズムがあらわれます。

このリズム異常は、帰国後一〜二週間で、いったん解消するようにみえます。しかし、解消していたはずの、この一週間のリズムが、帰国後二一日目に再燃し、そのリズム性が海外旅行中よりも、はるかに大きくなるのです。すなわち、生体リズムの異常は、帰国後、いったん軽快しているようにみえますが、注意しなければいけないことには、**帰国後三週間目に再燃し、その後二週間ごとに再燃・軽快をくりかえしながら、もとの健康状態にもどっていく**のです。

時差の影響は、四週間を超えて尾を引くと心得て、無理をしないことが大切です。


時差ぼけに似た現象は、毎日の生活がきわめて不規則な働き盛りの労働者、シフトワークの看護師、寝たきりの生活を送る患者などにも観察されます。彼らの血圧・脈拍・休息と活動のリズムなどをリズム解析してみると、いくつかの特徴がみられます。

たとえば、サーカディアンリズムは残っているものの、そのリズム性は小さく、そのリズムの周期は、しばしば二四時間よりも長くなっている。通常の生活を送る健常人には、ほとんどあらわれないはずの、三・五日周期、あるいは七日周期が出現している、などです。

シフトワークが健康によくないことは、数多くの研究からもうかがわれます。時差ぼけに似たような愁訴《しゅうそ》があらわれてきます。

夜勤労働は、血圧を上げ、仮面高血圧の原因になるのです。そのため、シフトワーカーがからだをまもるためには、時差ぼけを予防するための対策を、よく知っておくことが肝要です。

時差ぼけを防ぐ手段として、以下のことが知られています。

（1）十分明るい日差しを、できれば朝から午前中に、連続して三〇分以上浴びること
（2）適度な運動を、定期的に行うよう努めること
（3）規則正しい食事をとること
（4）なかでも、朝食をきちんととること
（5）規則正しく睡眠をとること
（6）社会活動を規則正しく行うこと
（7）昼夜の気温の変化に、メリハリをつけること
（8）騒音・静寂周期を工夫すること

などが推奨されています。

ビタミンB12やメラトニン内服の効果が検討されていますが、まだ厚生労働省から、勧告がなされるまでには至っていません。まずは、ご自身の生活スタイルを見直すことから始めましょう。

（3）時差ぼけの程度が大きく、時差ぼけが長く続く高齢者

加齢とともに生体時計の働きが低下してきます。たとえば、高齢者の睡眠のリズムには、いくつかの特徴がみられます。

（1）生体リズムの位相が前進し、早寝早起きになる。なかでも、レム睡眠の位相は前進が著しく、早朝覚醒に悩まされることが多い。
（2）サーカディアンリズムの異常とともに、ウルトラディアンリズム（二〇時間より短い周期性）が明瞭となり、昼寝があたりまえのようになってくる。
（3）尿排泄《はいせつ》時間帯リズムの位相が後退し、その結果、夜間頻尿となる。
（4）睡眠‐覚醒（すなわち、休息‐活動）のリズムと体温リズムとの乖離《かいり》がみられるようになり、これらの諸因子が重なり合って、高齢者はしばしば不眠に悩まされる。
（5）不眠はＱＯＬを低下させるだけではなく、血圧上昇の一因になる。筆者らの調査でも、睡眠の質が低下している地域住民に、早朝高血圧が多く観察されています。

加齢とともに動脈硬化が進み、血管が硬くなっていきます。血圧の変化の見張り番は、血管の壁に備えつけられている圧受容器という小さな装置ですが、血管が硬くなっていきますと、それとともに、この受容器の働きも落ちていきます。その結果、高齢者では血圧変動性が大きくなり、

早朝高血圧も高頻度に観察されるようになります。高齢者の高血圧治療においては、大きくなった血圧の動揺性を正しく認識し、いかに早朝高血圧を抑制するかがポイントです。

また、加齢とともに肝臓や腎臓の働きも低下しますので、体内で使い終わった薬を処理する能力が低下し、体外に排泄されず、薬の副作用があらわれやすくなります。高齢者では、からだに見合った、適切な量を服薬することが大切です。

さらに、**加齢とともに、生体リズムをつくる、時計遺伝子の数も減っていきます。**そのため高齢者では、生体時計がくるいはじめ、時差ぼけが起こりやすく、また、治りにくくなっています。

海外旅行中は、若い人よりも早朝高血圧が起こりやすく、その程度も大きいことが知られています。時差ぼけにともなってあらわれる著しい高血圧を防ぐには、薬の知識以外に、生活スタイルや生活環境の工夫が必要になります。

効率よく生体時計を調整する工夫としては、適切な時間帯（たとえば、朝）に明るい日差しを十分に浴びること、日中の活動量を少しでも増やすよう工夫をすること、夜間就寝時は厚手のカーテンで騒音を避け、寝室を暗くする、などの工夫が望まれます。また、温かすぎる寝室の気温は、不眠の一因になります。

（4）海外旅行中の薬の飲み方

これまでにも、種々の薬物の効果が服薬時刻によって異なることが知られています。服用した薬が腸管から吸収され、血液中に移行する度合い（吸収、分布、代謝、排泄などの薬物動態）にも、サーカディアンリズムがあります。

この傾向は、脂溶性の薬剤に明瞭で、夕方の服薬は朝に服薬するよりも、血液中への移行が二〇％前後小さいことがわかっています。

また、血液中に移行した薬物が、血管や心臓、あるいは肝臓など目的とする組織・器官に至り、その効果を発揮する場合の、各標的細胞における薬剤感受性（生体のレセプター機能）にも、サーカディアンリズムがあります。その結果、薬剤の効果をあらわす、薬物活性にもサーカディアンリズムがみられます。

このような研究分野は、時間薬理学と呼ばれ、薬剤の効果と時間との関係が、近年いろいろと明らかにされてきました。その結果を利用して、効率のよい治療、あるいは副作用が少ない服薬の仕方を検討する学問を、**時間治療学**と呼んでいます。

蕁麻疹《じんましん》などの症状の発現や、心筋梗塞や脳卒中など、病気の発症時刻にも、サーカディアンリズムが存在します。発症（あるいは症状が増悪《ぞうお》する）時刻が決まっている病気には、心筋梗塞や脳卒中のほかにも、狭心症、不整脈、高血圧、喘息、高脂血症、さまざまな内分泌疾患などがあります。その時間帯に合わせて、薬剤が血液中に十分に移行するように、服薬時刻を計画する（投薬のタイミングを設定するといいます）ことは、治療の効率を上げるためのてっとり早い工夫といえます。

一方、病気の起こりやすい時間帯が明確ではない、発病に一定のリズムがない病気の場合は、一日中、薬剤の効果が続くような、服薬の工夫が必要です。時間治療学は、まだ緒についたばかりです。本書で紹介しているとおり、最近、生体リズムの分子機構の全容が、ほぼ解明されました。適正な投薬タイミングの設計も、近い将来、急速に、明確にされていくことと期待されます。

疾病のなかには、たとえば睡眠障害のように、生体リズム異常と深いかかわりをもっている疾患がたくさんあります。この場合には、投薬のタイミングを工夫するだけではなく、生体リズムの障害を回復し、生体時計を正常に維持するための努力をすることが必要です。海外旅行での服薬もその一つです。

高血圧の薬のように、いつも服用している薬を、海外旅行中にどのように飲めばよいのか、その正しい飲み方を考えてみましょう。薬の効果は、生体の感受性のリズムにより規定されますが、海外旅行の際は、生理的機能や薬剤感受性のリズムが、多様に変化しています。そのため、旅行中の生活リズムを整えることが、もっとも重要です。そして、朝食後、きちんと服薬することが大切です。

最近、薬物が生体時計機構に作用し、生体リズムを壊したり、リズムの位相をシフトさせるというような、これまで知られていなかった種々の作用が、明らかにされてきました。たとえば、メラトニンを夜の始まりに服薬すると、生体リズムの位相が前進することが知られています。一方、朝に服薬すると、リズムの位相は後退してしまうのです。時差ぼけ防止に、メラトニンを海外のコンビニで購入し、服薬する人がいますが、服薬のタイミングを誤ると、かえって時差ぼけを増強してしまうことにもなりかねません。

このメラトニンのような、生体リズムへの効果は、多かれ少なかれ、どの薬剤にもみられるようです。なかでも、肝癌《かんがん》や肝炎の治療に幅広く用いられているインターフェロンは、その作用が非常に大きく、最近注目されています。二〇〇一年、九州大学薬学研究院の大戸茂弘教授らはマウスを対象に、インターフェロンを反復的に投与し、種々の生体機能の生体リズムが変容することを明らかにしました。さらに、インターフェロンが脳の視床下部視交叉上核《しこうさじょうかく》（生体時計の親時計）にある時計細胞の時計遺伝子に作用し、その生体リズムの位相をシフトさせることを見いだしました。

薬剤のこのような作用についての研究は、まだほとんど知られていません。海外旅行中、あるいは、シフトワークを常とする人々が、いろいろな薬を正しく服用するためには、それが生体リズムにどのような影響を及ぼすのかについて、今後の検討が待たれます。

（5）時差か磁差か？

時差ぼけの原因は時差だけではありません。

時差ぼけとは、「生体時計が外界の生活時間とうまく適合しないために、種々の心身の不調をきたす状態」と定義されています。その症状はさまざまで、多い順に列挙しますと、(1)睡眠障害(六七%)、(2)日中の眠気(一七%)、(3)精神作業能力の低下(一四%)、(4)疲労感(一一%)、(5)食欲低下(一〇%)、(6)ぼんやりする(九%)、(7)頭重感(六%)、(8)胃腸障害(四%)、(9)目の疲れ(三%)、(10)イライラ(三%)などです。さて、岩城宏之氏の著書『棒ふり旅がらす』(朝日新聞社)のなかに、「春眠不レ覚レ暁」という章があり、そこに面白い記載があります。

地球を横に移動したときの眠気とか眠れなさは、時差による生体リズムの狂いから生ずる。一方、日本からオーストラリアへと縦に移動したときの体の反応はかなり違う。なんとなく一日中フワフワ眠りたいという感じが一週間ぐらい続くのである。時差はわずか一時間であるから、この現象は明らかにふつうにいう時差によるものではない。おもしろいことに、オーストラリアから日本へ戻るときにはこの眠さはない。このフワフワ現象は「磁差」によるものであろう。専門家が磁差の研究を始めてくれるとありがたい。(要約)

宇宙と地球とヒトとのかかわりは、まことに複雑です。岩城氏のいうように、まだ、われわれは「時差ぼけ」の正体を、正確には把握できていないのかもしれません。岩城氏のいう「磁差」をもたらす地磁気の影響を、もっと真摯《しんし》に追求することが必要であるのかもしれません。

(6) 時計を惑わし、時差ぼけを誘う、時計遺伝子

本章の「夕刻にも多い心臓病」の項で紹介しましたとおり、生体時計には朝時計と夕時計とがあります。最近の研究から、夕時計を担う*Per1*が、時差ぼけの原因であることがわかってきました。

時計遺伝子の*Per1*、*Per2*はともに、主観的昼に増加する明瞭なリズムを示しますが、*Per2*が行動リズムの開始位相を支配する時計、*Per1*が行動リズムの終了位相を支配する時計であるとされています。神戸大学の増渕悟博士は、欧州へのジェット旅行の際に、*Per1*ノックアウトマウスが、野生型マウスよりも、早く新しい時間帯に適応できることを発見しました。*Per1*、*Per2*ノックアウトマウスの実験から、*Per1*よりも*Per2*が時計の中心的役割を果たしていることが、以前からわかっていました。増渕の実験は、**時計遺伝子*Per1*が、時差ぼけを誘《いざな》っている**ことを示しています。生活の質を高めるために、地球上の生命は進化とともに宇宙環境に適応し、適応の所産として、生体リズムという武器を獲得しました。生物の歴史のなかで、急激な時差という体験がなかったため、*Per1*が時差ぼけを誘うことに気づかなかったのだと推測されます。

ヒトは現在、シフトワークを常とするようになりました。将来、宇宙旅行のように、リズミカルな明暗環境条件がない空間で、生活する日が訪れるかもしれません。このようなさまざまな光

環境に対応し、適応していくには、*Per1*を標的とした、新しい時差ぼけ治療法の開発が有効であるのかもしれません。

ところで、*Per1*が時差ぼけの原因であるのなら、哺乳類にはなぜ*Per1*があるのでしょう。初期の哺乳類は、昼行性の大型爬虫類《はちゅうるい》から身をまもるため、夜行性であったといわれています。そのため、暗闇下でも、安定してリズムを刻むことが必要だったためと推測されていました。

そこで増渕は、*Per1*ノックアウトマウスを暗闇下で飼育し、その活動リズムを観察しました。その結果、夜行性の生活には、*Per1*が必要であることを発見しました。

時差ぼけの原因である*Per1*は、過去の夜行性時代を生きていくために、必要な時計遺伝子だったのです。

コアとなるこれらの時計遺伝子は、それぞれの役割を分担して、与えられた役目を果たしています。時計遺伝子が適切に働いているおかげで、私たちヒトは、毎日、質の高い生活を送ることができているのです。

第四章

自律神経をコントロールする生体時計

自律神経を束ねる生体時計

サーカディアンリズムは、からだのほとんどすべての細胞に存在する時計遺伝子ファミリーの、ネットワークによってつくられています。

専門的な言葉を使うと、その分子機構は、時計遺伝子の転写・翻訳と、その産物が核内に移行することにより、転写と翻訳を抑制するというネガティブフィードバックの連鎖です（第二章の八〇頁参照）。生体リズムの主時計は、大脳視床下部の視交叉上核《しこうさじょうかく》という神経核にあります。その主時計が、からだのほとんどすべての細胞にある末梢《まっしょう》時計を指揮しています。それによって、サーカディアンリズムという曲が、シンフォニーのように同調したリズムとして奏でられます（八四頁図9参照）。そして、コンサートマスターのように、この主時計の指揮を末梢時計に伝える働きをしているのが、自律神経です。

この自律神経は、快適な生活を送ることができるように、そして病気にならないために、からだを繊細に調節しています。ただし、自律神経自身は、自分の意志とは無関係に働いていますので、だれかがその働きを調整することが必要です。その役割を担っているのが、生体時計（体内時計）なのです。

生体時計は朝・昼・夜のリズムに乗って、身体能力の効率化のためにメリハリをつけ、自律神経活動の強度を増幅・減弱しつつ、適切に調整しています。この章では、脳の主時計が自律神経系を統括する働きについて、すなわち、血圧・脈拍数などの循環系や、血糖・脂質などの代謝系を調節していることを紹介したいと思います。

一日を奮い立たせるグレープフルーツと、健やかな眠りを誘うラベンダー

グレープフルーツの香りには、自律神経に作用し、血圧を変化させる力があります。健康をまもるためには、**グレープフルーツの香りは、なかでも朝に匂《か》ぐことが有効です。**

自律神経には、活動モードの主役として働く交感神経と、休息モードの主役として働く副交感神経とがあります。副交感神経は、その分布が網の目のように迷走していることから、迷走《めいそう》神経とも呼ばれます。

朝に、グレープフルーツの香りを匂ぐと、腎臓《じんぞう》の交感神経活動が亢進《こうしん》し、血圧が上がります。一方、昼間の疲れをとるべく、夜の間に働いていた副交感神経の活動が抑制されます。その結果、休息モードの体調が、活動モードに切り替わります。

また、グレープフルーツの香りは、脂肪組織に分布する交感神経にも働きかけ、興奮させ、その活動を高めます。その結果、体温は上昇し、からだが温まります。脂肪の分解が亢進し、体重が減少します。

グレープフルーツの消費量が、寒い東北地方や北海道で多い理由は、あるいはこのあたりにあるのかもしれません。

一方、**ラベンダーの香りは、夜に匂ぐ**ことが大切です。

ラベンダーの香りには、グレープフルーツの香りとは、まったく逆の働きがあります。

入浴はからだの疲れをとり、健康の増進を図る、日本人に特有の生活習慣ですが、足湯もその一つです。足湯で癒された自律神経の効果が、ラベンダーの香りで、長く持続されるのです。

夜に、ラベンダーの香りを匂ぐと、腎臓の交感神経活動が抑制され、血圧が下がります。疲れをとるために働く自律神経系（副交感神経系）の活動が亢進し、休息モードの体調に切り替わります。

とはいえ、ラベンダーの香りには、グレープフルーツとは逆に、脂肪の分解を抑え、食欲を高め、体重を増やす作用もありますので、就寝前のラベンダーの香りは、ほどほどの強さで匂ぐという心がけも大切です。

このグレープフルーツやラベンダーの香りの、血圧への効果は、生体時計を壊すとなくなってしまいます。

大阪大学の永井克也博士らの研究グループは、こうした生体時計と自律神経とのかかわりを追求し、一連の研究成果を報告しました。

心を鎮める『トロイメライ』

音楽には、あるときは怒りや悲しみを鎮め、またあるときは心を奮い立たせる、神秘的な心理的効果がありますが、自律神経系にもいろいろな影響を及ぼします。ショパンの練習曲のような情熱的な音楽とは異なり、シューマンの『トロイメライ』には、腎《じん》交感神経活動を抑制し、血圧を下げる効果があります。

少し詳しく紹介してみましょう。

グレープフルーツやラベンダーの香りの効果には、いずれも、脳の生体時計のなかでのBITチロシンリン酸化*が関与していますが、その効果は、ヒスタミン受容体拮抗薬《きっこうやく》（神経から神経に信号を伝達する神経伝達物質の一つ、ヒスタミンの作用を阻害する薬剤）を投与することによって消失します。このことは、ヒスタミン受容体を介して、その効果が交感神経に伝えられていることを示しています。

大阪大学の永井らの研究によると、グレープフルーツの香りはヒスタミン受容体のH1受容体を介して、ラベンダーの香りはヒスタミン受容体のH3受容体を介して、その効果が交感神経に伝えられています。『トロイメライ』の効果も、ヒスタミンH3受容体拮抗薬を投与することによって消失することから、ラベンダーの香りと同様の機構が存在すると推察されます。

香りや音楽以外にも、光、寒冷、牛乳の摂取、運動後に血液中に増える代謝産物（L-carnosine濃度）など体内外の環境の変化や、あるいはアディポネクチンやレプチンなどのサイトカインという免疫系の変動にともなっても、自律神経活動や血圧はさまざまに変動します。そして、そのいずれの効果も、脳の生体時計を壊すことで、消失してしまいます。

つまり、生体時計には生体リズムとともに、自律神経を調節する任務があることを意味しています。

＊註：最近、時計遺伝子から翻訳された（遺伝子からの情報が、タンパクに伝えられた）、時計タンパクの働きが注目されています。サーカディアンリズムを安定に保つために、時計タンパクのリン酸化が重要な役割を担っています。時計タンパクは、複数のキナーゼという酵素によって段階的にリン酸化され、生体時計の時計機構が緻密に調節されています。リン酸化部位は複数あり、各リン酸化部位について、リン酸化のタイミングと責任キナーゼを明らかにしていくことが、時計機構の詳細を解明していく鍵になると注目されています。

そのリン酸化の一つに、ＢＩＴチロシンリン酸化があります。

生体時計が自律神経を調節する

生体時計には、時を刻むこと以外に、自律神経の働きを調節するという、もう一つの大きな役割があります。

花の香りやクラシック音楽から、精神的ストレスや疲労度に至るまで、ヒトが感ずるすべての体内外の環境情報は、まず生体時計に入力されます。生体時計はその情報を、生体時計の時刻に見合った適切な自律神経活動量に増幅（あるいは減衰）します。たとえば、朝のグレープフルーツの香りは、倍増して交感神経を興奮させ、脂肪分を多く使うように脂肪組織に伝令し、からだを温め、体重を減らします。生体時計と自律神経は、このように繊細な対話をくりかえしながら、健康なからだを維持しているのです。

生体時計にこのような働きがあることは、生体時計を直流通電して壊す実験から見いだされました。生体時計を壊すと、生体リズムがみられなくなるとともに、匂いや音などへの自律神経の反応が、すべてなくなってしまったのです。また、生体時計を壊したのと同じ効果をもつ、時計遺伝子ノックアウト動物を用いた実験でも、それらの効果がすべて消失していました。

生体時計は、自律神経だけではなく、ホルモンや免疫系の働きも調節しています。生体時計は、病気を予防し健康を保つための、まさにキーワードです。

生体時計と自律神経との相互の連絡路

それでは、脳の生体時計と自律神経との間には、どのような相互の連絡路があるのでしょうか。多少専門的になりますが、これまでの研究結果を整理し、示しましょう。

光、匂い、音楽など、体内外の環境の変化が脳の生体時計に伝達されるのには、いくつかの経路があります。そして、その主役をなしているのが、迷走神経です。迷走神経は多くの内臓領域（食道・心臓・胃・腸管・肝・膵《すい》・大腸）に連絡網をめぐらしており、末梢からの情報をこまめに

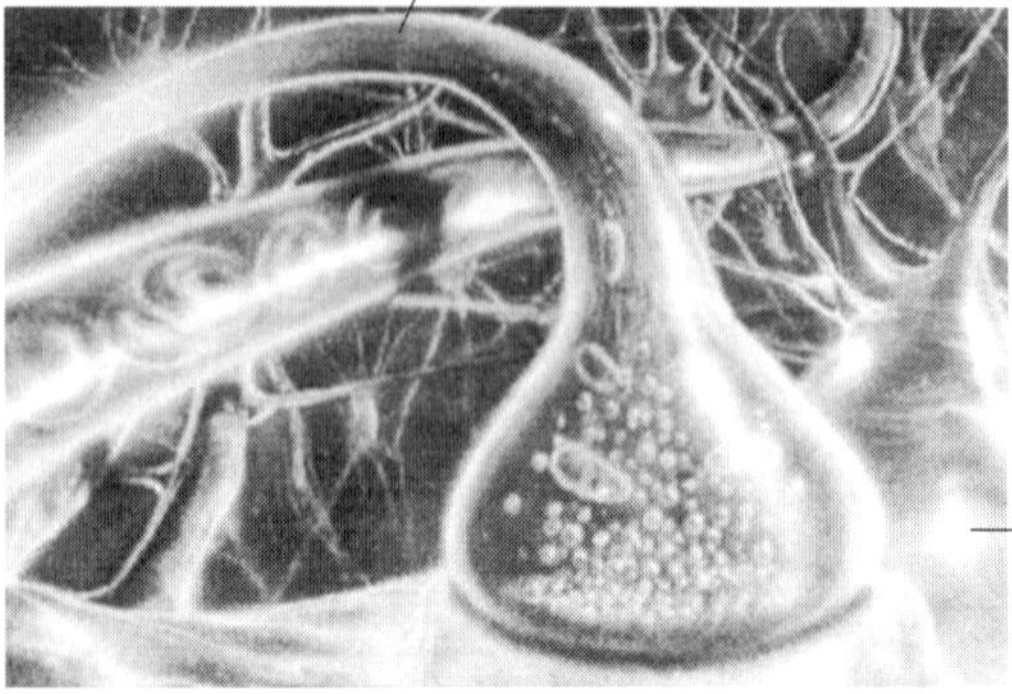

写真5　迷走神経がサイトカインと対話する様子の撮影に成功した、位相差電子顕微鏡写真

集めています。

　迷走神経は、サイトカインという免疫系とも対話をします。一九九八年、迷走神経が免疫細胞と直接、対話している情景を証明する、位相差電子顕微鏡写真が発表されました。たとえば、インターロイキン1という名のサイトカインと免疫‐神経応答することにより、末梢領域からの情報を受けとり、脳に伝えます。そして、その情報は、脳内の生体時計にまで伝達されるのです。

　永井の研究グループは、脳にある生体時計の主時計が、膵臓・肝臓・副腎に向かう自律神経系を制御し、血糖調節を行っていることを証明しました。エネルギー代謝には、活動期にはより多くの糖を、休息期にはより多くの脂質をそれぞれエネルギー源として利用するリズムがありますが、永井らは生体時計の主時計が、体内外の情報を統合して、時刻に見合った情報量に増幅（あるいは減衰）して、自律神経活動を調整し、エネルギー代謝を調節していると考えています。

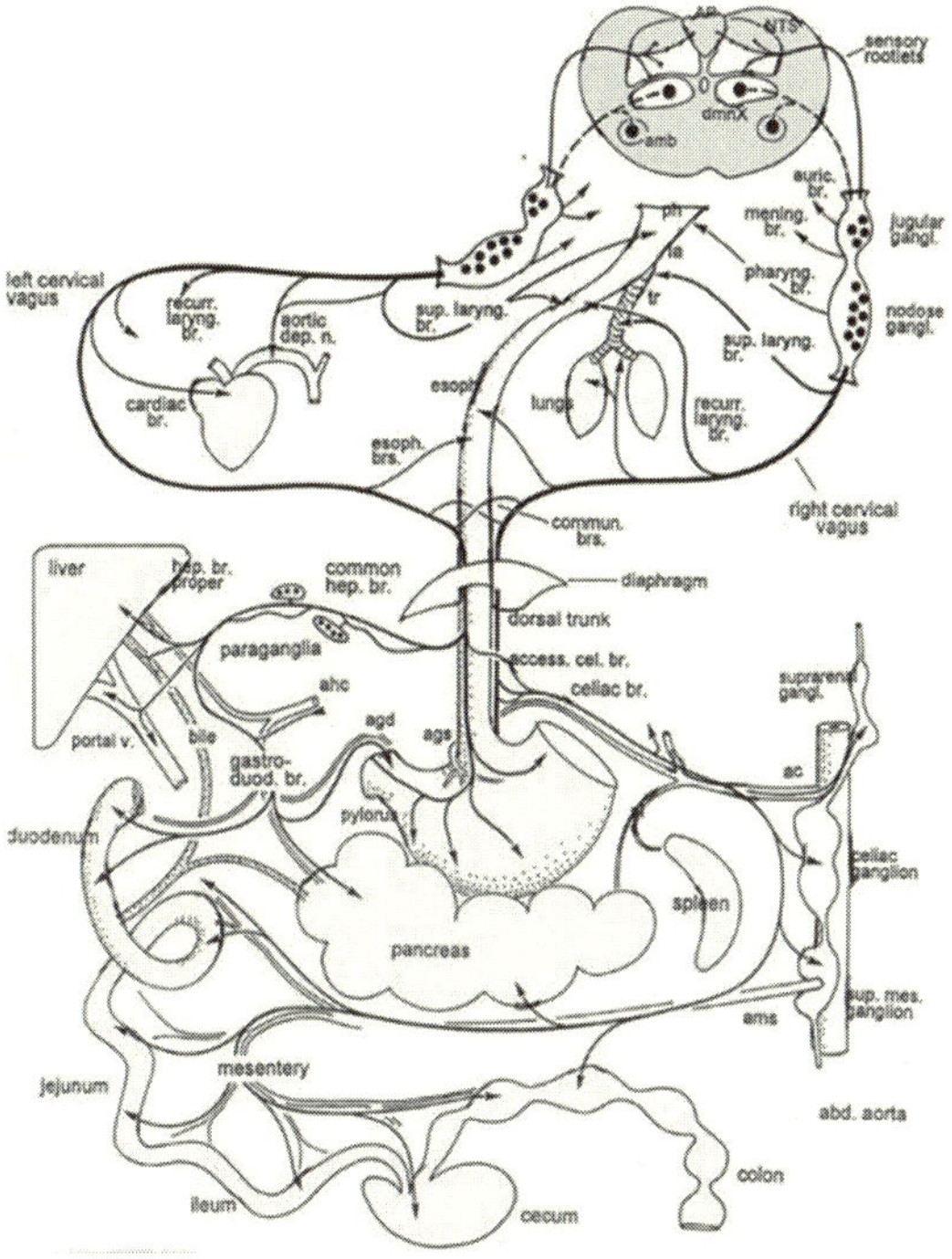

図21　迷走神経の末梢臓器への広がり

迷走神経は多くの内臓領域（食道・心臓・胃・腸管・肝・膵・大腸）に、繊細な網の目のような連絡網を張りめぐらしています。

情報を送る遠心性連絡網よりも、情報を受けとる求心性連絡網の割合がはるかに大きいことがわかっています。それゆえ、迷走神経の主たる役割は、情報収集にあり、末梢領域の異変を敏感に感知し、その情報をこと細かに受けとることにあるということができます。

これは、時計遺伝子*Clock*に異常のあるマウスが、成長とともに肥満し、メタボリック症候群と糖尿病になることを報告した、二〇〇五年のチュレックらの研究（第三章一二五頁参照）よりも、一〇年ほども前のことです。

癌と対話する脳

北海道U町でのフィールド医学調査で、筆者は興味深い、そしてたいへん重要な事実に気がつきました。不幸にも癌に冒された地域住民の例では、本人自身は気がついていないのですが、その住民の脳はその情報を察知し、自律神経系に働きかけて、癌の発育を抑制し、癌を小さくしようと、懸命に働いていたのです。

序章でお話ししたとおり、筆者は**地域に見合った医療**が大切だと考えています。

たとえば、貧血というのは、酸素をからだに運ぶ血液中の鉄分（ヘモグロビン、Hbといいます）が少なくなったことをいいます。一般に、Hbが12～17g/dlが正常とされています。ところが四〇〇〇mの高所に住む人々にとっては、この程度の鉄分では、からだのすみずみにまで、十分には酸素を送ることができません。そのため、そこに住む人々は、ヘモグロビンが17～19g/dlもあり、いわゆる多血症という状態が、あたりまえになっています。高所であるがため、空気中の酸素が薄く、そのため通常のヘモグロビン（鉄分）の量では、血液中の酸素濃度が低いからです。血液が十分すぎるほどに濃くなっていなければ、この地域では長生きできないのです。

一方、熱帯地域に住む人々はどうでしょう。全般にヘモグロビンの量は少なく、10～12g/dlの人が長生きしています。なぜでしょう。

血液が濃いと、蚊《か》にさされてマラリアになってしまうからです。

このように、貧血の例を一つとっても、健康のあり方は地域ごとに異なるといえましょう。しかし、このことに気づいている医師は、残念ながら数少ないのが実状です。地域に見合った健康のあり方を調査し、明確にしていくことが必要だと主張する理由がここにあります。

筆者はこのような視点に立って、フィールド医学調査を行ってきました。

とはいえ筆者は、心臓病・高血圧が専門の循環器専門医です。フィールド医学もおのずから、脳卒中や心筋梗塞などの循環器疾患を予防するための、検査項目が主体でした。

話をもどしますと、筆者は北海道U町で二〇〇〇年から、フィールド医学を開始しました。もう七年間の追跡調査を行ってきたことになります。その結果、この町に住む人々の、心筋梗塞や狭心症の危険要因を見いだすことができました。全国的に、あるいは全世界的に、心筋梗塞や動脈硬化の危険因子として知られている、高血圧や高脂血症、糖尿病や喫煙《きつえん》などは、当然のことですが、この町でも危険要因として抽出《ちゆうしゆつ》されました。

興味深いことは、これらの危険因子よりも関連性の強い要因として、睡眠、抑うつ、外気温が、この町に特有の要因として抽出されたことです。一般的な危険因子とともに、この北海道U町にのみ特有の、これらの要因を軽減するよう医学的に介入し、解消することに努めていけば、やがてこの町の人々は健康に満ちあふれ、長寿の町に変わっていくにちがいありません。

さて、この調査をしていて、なんとも不思議な現象に気づきました。

このプロジェクトは、心臓病や脳卒中を予防することを目的として開始しました。心臓病や脳卒中の発症に関連した検査項目を調査してきたはずだったのですが、癌発症との関連性が抽出されたのです。どのような手法でくりかえし解析しても、**心拍のゆらぎが大きい人に、癌の発症が多かった**のです。

この関係は、たいへん奇妙でした。

これまで世界中の多くの報告は、心拍のゆらぎの大きさは健康の目安であると考えられてきたからです。

しかし、筆者がどのような手法でくりかえし解析しなおしても、心拍のゆらぎは、癌が発症して亡くなった方に大きかったのです。

この関連性が見いだされたのは、追跡を開始して四年目でした。筆者は当初、たまたまのこと、偶然の結果であると、あまり気にも留めていませんでした。追跡期間が長くなっていけば、やがてみられなくなる現象であろうと考えていました。ところがこの傾向は、一年経ち、二年経っても、消えることなく継続し、むしろ、その相関関係は強くなっていったのです。

なぜ、心拍のゆらぎが癌の発症と関連し、癌死を予知させるのでしょう。

筆者は、あらためて真剣に、その理由を考えてみることにしました。

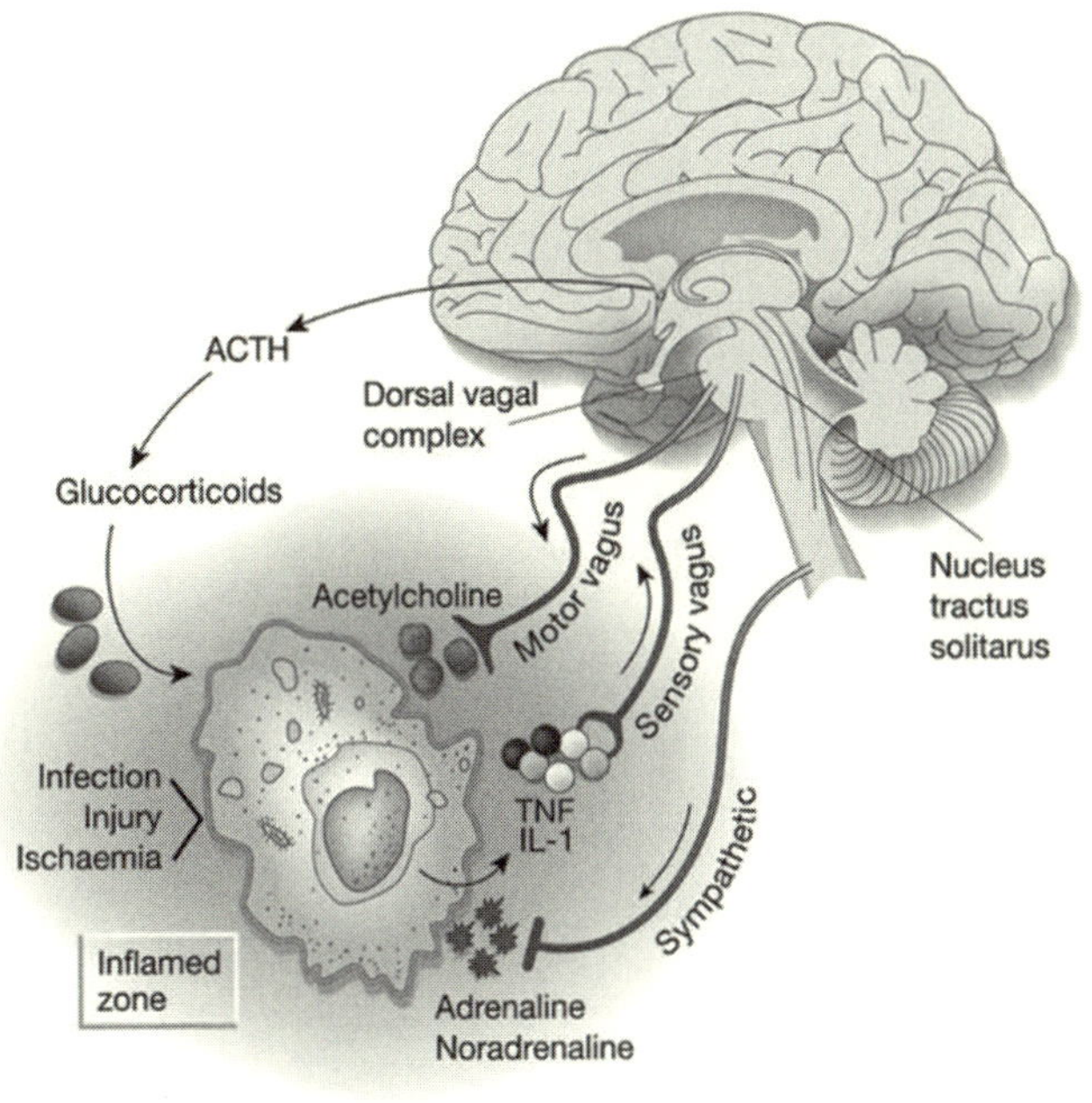

図22　癌と脳の対話

からだの隅のどこかに、癌になる前段階の細胞（前癌細胞）ができると、その周辺（図中、Inflamed zone）は、癌関連のサイトカインで埋め尽くされます。TNFアルファー（図中、TNF）や、インターロイキン1（図中、IL-1）が、その代表です。いずれも、細胞を癌化させ、また癌の成長を促進する作用をもっています。このような状況が発生すると、即座に迷走神経（という自律神経）が、この癌関連サイトカインに対応し、対話しつつ、自律神経の求心路（末梢から脳への連絡路、図中、Sensory vagus）を経て、その情報を脳に伝えます。

知らせを受けた脳は、ただちに迷走神経と交感神経の遠心路（脳から末梢への連絡路、図中、Motor vagus、ならびにSympathetic）に伝令を出し、アセチルコリン（図中、Acetylcholine）、ならびにアドレナリン、ノルアドレナリン（Adrenaline、Noradrenaline）を介して、異変が生じた細胞をまもります。またその細胞の周辺に多くみられる、癌関連サイトカインを抑制し、癌の発育を抑制します。

脳はまた、ホルモン分泌刺激ホルモンにも指令を出し、副腎皮質ホルモン（図中、Glucocorticoids）を分泌させ、迷走神経などと力を合わせて、異変が生じた細胞をまもります。私たちはこのことを意識していませんが、私たちの脳は、極秘のうちに繊細に、綿密に、そして勇敢に、癌と闘っているのです。

そして、次のように考えました。

自律神経はからだのすみずみにまでその枝を分枝《ぶんし》し、からだの一部始終を監視している。からだのどこかに、かすかな異変でも発現すると、自律神経はすぐさまそれを感知し、その情報を司令塔である脳（の生体時計）に伝達する。たとえば、ごく初期の癌細胞（前癌細胞）が、からだのどこかに発現すると、自律神経は即座に、その細胞が分泌する腫瘍《しゅよう》関連物質（サイトカイン、ケモカインという免疫因子群）を感知し、その詳細を脳に伝達する。連絡を受けた脳は、すばやくその異常を抑制すべく、自律神経に指令を出す。

このようにして、初期の癌細胞と脳との対話が始まる。

癌の発育を抑制すべく、脳から自律神経に出された指令が、心拍ゆらぎの増大だったのです。癌に冒された住民の脳は、本人の知らぬ間にその情報を認知し、自律神経系に働きかけ、脳の指令のもと、癌の発育を抑制しようと努力したのでしょう。U町での心拍ゆらぎと癌との関連は、このように説明できます。

実際、次のような実験があります。ギドロン博士は、自律神経の遠心路（脳から末梢への連絡路）を刺激してみました。すると異変が生じた細胞の周辺に多くみられた腫瘍関連サイトカインが減少し、癌の発育が抑えられたのです。このことは、とりもなおさず、自律神経が腫瘍関連サイトカインを抑制し、癌の成長を抑えていることを示しています。

脳はそれだけではなく、そのほか自律神経系以外にも、癌の発育を抑制するように懸命に指令を発しているにちがいありません。

たとえば、脳は内分泌系にも指令を送り、副腎《ふくじん》を賦活《ふかつ》させ、副腎皮質ホルモンの分泌を刺激していると考えられます。

癌と対話する脳の教えは、私たちの健康のあり方を示しています。「病《やまい》は気から」という諺《ことわざ》が、科学的に実証されたことにもなります。脳と病との架け橋をする自律神経の働きを高めることこそ、病気にならないために大切な工夫です。そして、その自律神経の働きを調整しているのが生体時計（体内時計）です。ここにも、生体リズムと癌とのかかわりが、垣間みられます。

第五章

宇宙のリズムと文化のリズム

老子の教え

これまで自然とヒトのリズムの普遍性とその不思議を、さまざまな観点から紹介してきました。「天下のできごとには、須《すべから》く定められた時あり。生まれるに時あり、死するに時あり（中略）種を蒔くに時あり、刈り入れるに時あり（中略）癒すに時あり」と教え、「はじめに言葉ありき」とする聖書の思想とはまったく対照的に、「はじめに言葉を否定する」思想に、「道教」があります。

道教の開祖とされる老子は、中国春秋時代の紀元前四〇〇年頃に生きた人物とされています。老子は不老長生の術によって、一六〇〜二〇〇余歳の長寿を保ったとの言い伝えもあります。

之《これ》を視《み》れども見えざる、名づけて夷（色が無い）と曰《い》う。
之を聴けども聞こえざる、名づけて希（音が無い）と曰う。
之を拍《う》てども得ざる、名づけて微（形が無い）と曰う。
此の三つの者は、詰を致すべからず。
故に混じて一と為《な》る。

これは『老子』道徳経第十四章の冒頭の言葉です。老子は「色なき色をじっと見つめたとき、声なき声にじっと耳を澄ませたとき、形なき形をじっと見据えたとき、ものの形を見、実体をつかむことができる」ことを教えた、中国の哲人です。人間が本来どのような存在であるのかを考え、人間のあらゆる感覚を超越した存在として、「道《タオ》」を凝視したのが、老子の教え（道教）だと思います。

サーカディアンリズムが太陽と地球とのかかわりとして、光（可視光線）のリズムを生命のなかにコピーしたリズムであることは、すでに紹介したとおりです。しかし、生体現象を詳細に解析していくと、光のリズムとは必ずしも関連のない、いくつかのリズムが抽出されてきます。**七日のリズム**や、心臓性突然死にみられる**一・三年のリズム**などがその代表です。

筆者らは、太陽光と関連しないこのリズムを「光に関係のない（non-photic）リズム」と名づけていますが、このリズムはどこに由来したリズムなのでしょうか。

この回答には、老子の教えが生きてきます。声なきものの声を聴き、形なき形をじっと見据える。宇宙と生命とのかかわりは、可視光線（光）だけではないはず。非可視光線にも注目することが必要ではないか、と考えました。

太陽風のスピードの変化に、一・三年のリズムがあることを最初に発見したのは、マサチューセッツ工科大学（MIT）のリチャードソン（Richardson）博士でしたので、筆者らはこの一・三年のリズムのことを、「リチャードソンのリズム」と呼んでいます。後の章で紹介しますが、この一・三年のリズムは、家庭血圧の変動性にも認められます。そしてたいへん興味深いことには、突然死（心臓性突然死）に、この一・三年のリズムが認められるのです。

このような考えのもとに、筆者らは、さまざまな宇宙線（非可視光線）のリズムと生命現象との相互関係（コヒーレンス）を探索してきました。この章では、その成果を紹介したいと思います。

サーカディアンリズム以外にも、数多く抽出される生体リズム

（1）九〇分は基本のリズム

シカゴの生理学者ナサニエル・クライトマンは、一九六三年、レム睡眠の**九〇分周期**に注目し、生活を行うときの基本リズムであると考え、これを「**基本的休息 - 活動リズム**」と呼びました。九〇分周期は睡眠の基本周期であり、サーカディアンリズムを保持し、強化するために必要な基本リズムであると考えられています。

レム睡眠にみられる約九〇分の周期は、夜間だけではなく昼間にも存続することが知られています。クライトマンはさまざまな生理機能を観察し、ヒトには昼夜を通して九〇分の、休息 - 活動周期が存在すると考えました。ヒトは、一日の二四時間を一六区分した単位時間を周期として、生命活動・生活を営んでいると考えたのです。

和田豊種大阪大学教授は、ヒトの胃運動に九〇分の周期があることを発見し、これを契機に、多くの検討を重ねました。食べ物（ちょっと口寂しくなって、お菓子をつまむ）・飲み物（ちょっとのどが渇いて、水を飲む）・喫煙などの口唇性行動や、主観的空想（新しいことが思い浮かぶリズム）、作業時の脳波の振幅（知的作業の効率のよい仕事ができる時間長）、ロールシャッハ反応などの認知・

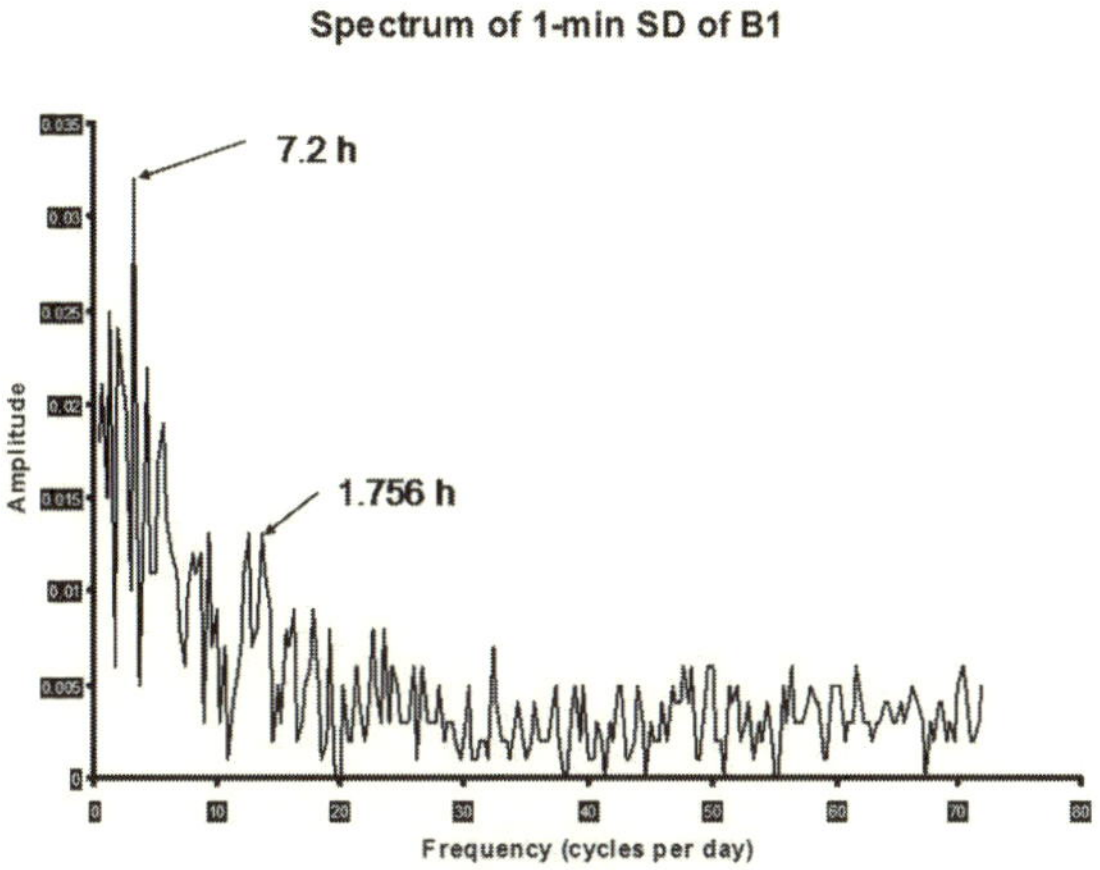

図23　90分のリズムの起源　©Halberg
約24時間のリズム、すなわち生体リズムの代表であるサーカディアンリズムの起源は太陽ですが、90分リズムの起源については、まだほとんどわかっていません。
そこで筆者らは、さまざまな宇宙線（非可視光線）のリズムと生命現象との、相互関係（コヒーレンス）を探索してきました。その結果、宇宙線B1の1分間標準偏差（SD）の時系列に、約90分（図中、1.756h〈時間〉＝105.4分）の周期性を見いだしました。この時系列は、宇宙から地球に降り注ぐ宇宙線の指数です。

行動機能に、約九〇分の周期性が存在することを観察しています。

その他、夜間頻尿になって、排尿のために中途覚醒する、夜間の排尿周期もほぼ九〇分周期です。あるいは、瀕死の状態でＩＣＵやＣＣＵに入院したときに分泌される、生命を鼓舞するホルモンのカテコラミン、レニン活性やコーチゾルなどの内分泌の分泌リズムにさえ、九〇分の周期が観察されます。また、**根をつめて知的作業を続ける限界も約九〇分**であり、九〇分ごとに短い休息をとることが認知機能を最高に保つためのコツといわれています。

新生児（個体発生の初期）に九

○分リズムを示していた生体機能が、成熟とともにサーカディアンリズムに変わっていく例は、休息－活動リズムのほかにも、いろいろと知られています。ウルトラディアンリズムからサーカディアンリズムへの移行は、あらかじめ生体内にセットされたプログラムが自動的に進行するようにもみえます。

一方、疾病《しっぺい》に罹患《りかん》すると、心拍変動をはじめとする生命現象のサーカディアンリズムが弱まり、ウルトラディアンリズムが増大してきます。それゆえ、ウルトラディアンリズムとサーカディアンリズムの比較は、健康の質をあらわす指標であると考えられます。

尿排泄《はいせつ》にもリズムがあり、昼間に尿量が多く、夜間に少ないサーカディアンリズムを示します。尿量とともに、尿中に排泄されたナトリウムとカリウムの量にも、昼間に最大値を示すサーカディアンリズムがあります。

前立腺肥大症などの病気になると尿が近くなります。排尿のリズムも崩れ、夜間の排尿が増えるため、何度も睡眠を中断することになってしまいます。そこで、一〇分ごとに排尿させ、尿量、尿浸透圧、尿ナトリウム、尿カリウム排泄量のリズムを解析してみました。その結果、いずれにも、八〇～一〇〇分の約九〇分のリズムが見いだされました。

心不全やネフローゼ症候群、あるいは腹水をともなう肝硬変症《かんこうへんしょう》でも、しばしば昼間尿より夜間尿が多く、一見、サーカディアンリズムの異常を推測させます。しかし、カリウムの排泄は正常と同じく昼間に多く、尿量とナトリウムの排泄も、終日安静にして採尿すると、昼間に多い正常のサーカディアンリズムを呈し、リズム発生機構そのものは正常に保たれていることが報告されています。

九〇分リズムの起源については、まだわかっていません。筆者らは、さまざまな宇宙線のリズムと生命現象との相互関係を探索してきました。もし、生命現象に見いだされるリズムが、宇宙と地球上の生命との進化のプロセスとして獲得したものであるのなら、九〇分リズムも宇宙線のリズムのどこかに隠されているはずです。

予想したとおり、筆者らは、太陽からの非可視光線の影響下にある宇宙線B1のスペクトル解析により、九〇分の周期性を見いだしています。

クライトマンは、ヒトの新生児にみられるウルトラディアン型の睡眠リズムが、加齢とともにサーカディアンリズムに移行することを見いだしています。個体発生の初期にウルトラディアンリズムを示していた生体機能が、成熟とともにサーカディアンリズムに変わっていく例は、その他いろいろと知られており、広く動物界に共通する休息－活動リズムのほとんどすべてが、二四時間周期のリズムに統合されていきます。

ウルトラディアンリズムからサーカディアンリズムへの移行は、あらかじめ生体内にセットされたプログラムにより、自動的に進行するようにもみえます。興味深いことは、サーカディアンリズムが完成した後にも、九〇分リズムはサーカディアンリズムのなかに重複して観察されることです。たとえば、もちろん夜間には、四～五回、睡眠の九〇分リズムが出現しますが、昼間も、覚醒レベルは八〇～一一〇分ごとに変動しているのです。

一般に疾病とともに、生命現象のサーカディアンリズム性が弱まり、ウルトラディアンリズム性が増大してきます。それゆえ、ウルトラディアンとサーカディアンのリズム比は、今後、「健康の質」をあらわす指標として、臨床応用できるのではないかと期待しています。

(2) 潮の満ち干と生体リズム

月の公転運動がもたらす重要なリズムに、潮汐《ちょうせき》周期があります。地球では、月に面した側とその反対側の海水面は、月の引力により持ち上げられて満潮になり、月と九〇度の位置にある海水面は、潮位が下がって干潮となります。月と地球と太陽との位置関係により、地球上にはより複雑な周期現象がもたらされ、大潮《おおしお》・小潮《こしお》が生じます。

潮間《しおま》にすむ生物は、この潮の満ち干《みひ》のリズム（一二・四時間と二四・八時間）に合わせて活動していますが、その生物を、潮汐の影響のない実験室に移しても、そのリズムが継続されることから、このリズムも生体リズムの一つであることがわかります。そのうち、一二・四時間周期のことを、**サーカタイダルリズム**と呼んでいます。

潮間にすむ生物と同じように、ヒトにも**約一二時間のリズム**があるといわれています。その一つが眠気度です。眠気度は、一日のうちで夜中の二時頃にもっとも強いのですが、次いで強いのが午後二時頃です。健康増進のための手段の一つとして、適切な午睡が勧められる理由が、ここにあります。

ヒトの誕生は夜に多く、その頻度は夜遅くから明け方にかけて増え、昼間に生まれる頻度は、夜の半分以下になります。このリズムに潮汐周期が関連しているか否かは、古来より多くの議論の的になっており、満潮時に多く干潮時に少ないとの統計報告もありますが、その真偽は明らかではありません。

「汐の干く時と一緒に逝くものだと話して居た。それを聴くと私は最初に母の寝て居た部屋へ駆けて行って独りで寝ころんで泣いた」

志賀直哉の短編『母の死と新しい母』では、生母が三三歳で亡くなったときの情景を、この一節のごとく書きとめており、興味深いものですが、人の死と潮の満ち干のリズムの関連についても、その真偽はいまだ明らかではありません。

そして志賀直哉自身も、東京湾の干潮の時刻、一一時四五分に遅れること数分、一一時五八分に永眠しています。

（3）一週間のリズムも生体リズム

母親の胎内では、**胎児の生体リズムは二四時間よりも、圧倒的に七日のリズムが大きい**ことがわかっています。そして、オギャアと産声《うぶごえ》をあげた途端、七日のリズムから二四時間のリズムに、からだのリズムが切り替わるのです。

サーカディアンリズムのように、時計遺伝子が見つかっているわけではありませんが、一週間にも、そのリズム性があると考えられています。日曜日から土曜日までのリズムは、生活のリズムとしては一日のリズムと同じくらい基本的なリズムであり、旧約聖書に出てくる、神が七日目に休んだことに由来するとされています。第三章で、心臓病の発現が朝に多いことを紹介しましたが、最近の研究では月曜日にも多いことが報告され、医学の分野では一週間のリズムが注目されています。

では、その一週間（七日）単位のリズムは、生体リズムなのでしょうか。

ニワトリの組織培養した松果体《しょうかたい》から分泌されるメラトニン量の時間経過を観察しますと、**七日と三・五日の周期性**がみられます。この事実から、一週間のリズムも、生体リズムの一つであろうと考えられています。

七日のリズムは一九八二年、レヴィとハルバーグによって、**サーカセプタン**（circaseptan）**リズム**と名づけられました。「サーカ」とはラテン語の“circa”で「約、おおよそ」、「セプタン」とはラテン語の“septan”で「七日」の意味です。

彼らの一連の研究報告によると、七日の周期性よりも三・五日の周期性が本来のリズムではないかとも記載されています。そうだとすると、「三日坊主」という言葉がありますが、本来は三・五日の周期性のことをいっているのかもしれません。生体リズムの不思議がここにも垣間み

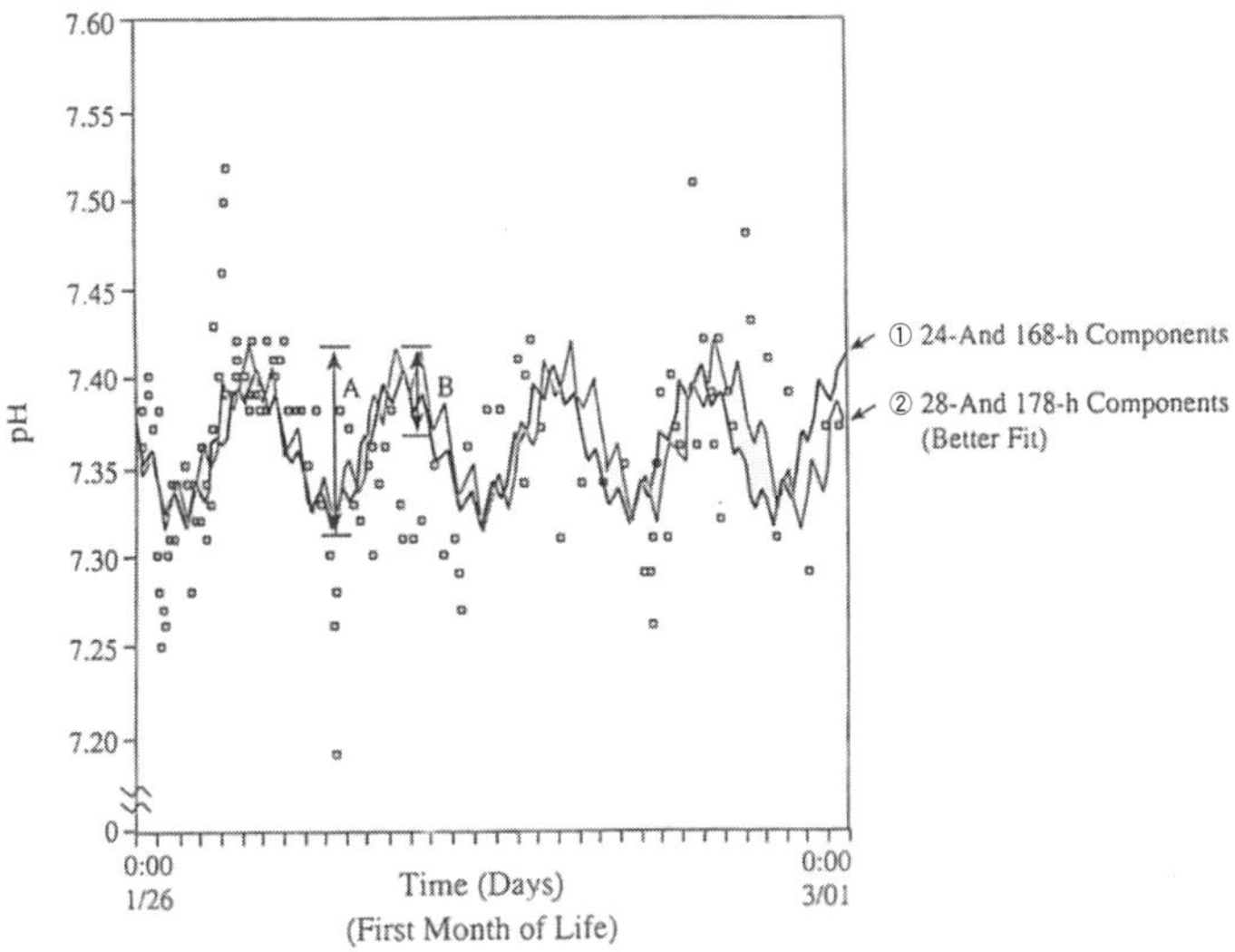

図24　未熟児の血液ガスにみられるサーカディアンリズムと1週間のリズム
©Halberg

母親の胎内では、胎児の生体リズムは24時間のリズムよりも、圧倒的に7日のリズムが大きいことがわかっています。そのため、満期よりも早く生まれた未熟児では、しばしばサーカディアンリズムよりも大きな、明瞭な7日のリズムがみられます。

図は、未熟児の血液ガスの記録です。誕生直後の1月26日0時から、3月1日0時までの血液ガスの変動が記録されています。サーカディアンリズムの変動幅は、図中Bで、約1週間のリズムの変動幅は、図中Aで示されています。サーカディアンリズムよりも、1週間のリズム性のほうが、数倍も大きいことが読みとれます。

統計上は、①の24時間リズム（あるいは、168時間周期）よりも、②の28時間リズム（あるいは、178時間周期）のほうが、実際の記録により正確なあてはめが得られました。サーカディアンリズムや1週間のリズムが、太陽光の周期に無関係に、自分のもつリズムで振動しているからだと推測されます。

られます。
ヒトにおいても、七日周期に関する、数多くの研究が報告されています。

（1）未熟児の血液ガス〝pH〟（酸性、アルカリ性の度合い）に明瞭な七日周期がみられること
（2）新生児の血圧には一日周期よりも大きな、明瞭な七日周期がみられること
（3）家庭血圧の変動性にも、七日あるいは三・五日の周期がみられること
（4）海外旅行のあとの時差ぼけに、たとえば寝起きのリズム性に、七日リズムが出現してくること
（5）過重労働をくりかえす会社員の活動周期には、三・五日の周期が明瞭であること
（6）看護師が夜勤をくりかえすと、その血圧変動に、七日の周期が顕著になってくること
（7）救急車の出動頻度に、七日の周期性がみられること
（8）自動車事故の頻度にも、七日と三・五日の周期性がみられること
（9）てんかん発作にも七日、三・五日の周期性があること
（10）心筋梗塞《しんきんこうそく》・脳梗塞の発現にも、一週間の周期性があること

などです。
森にすむ動物にも七日のリズムが見いだされます。

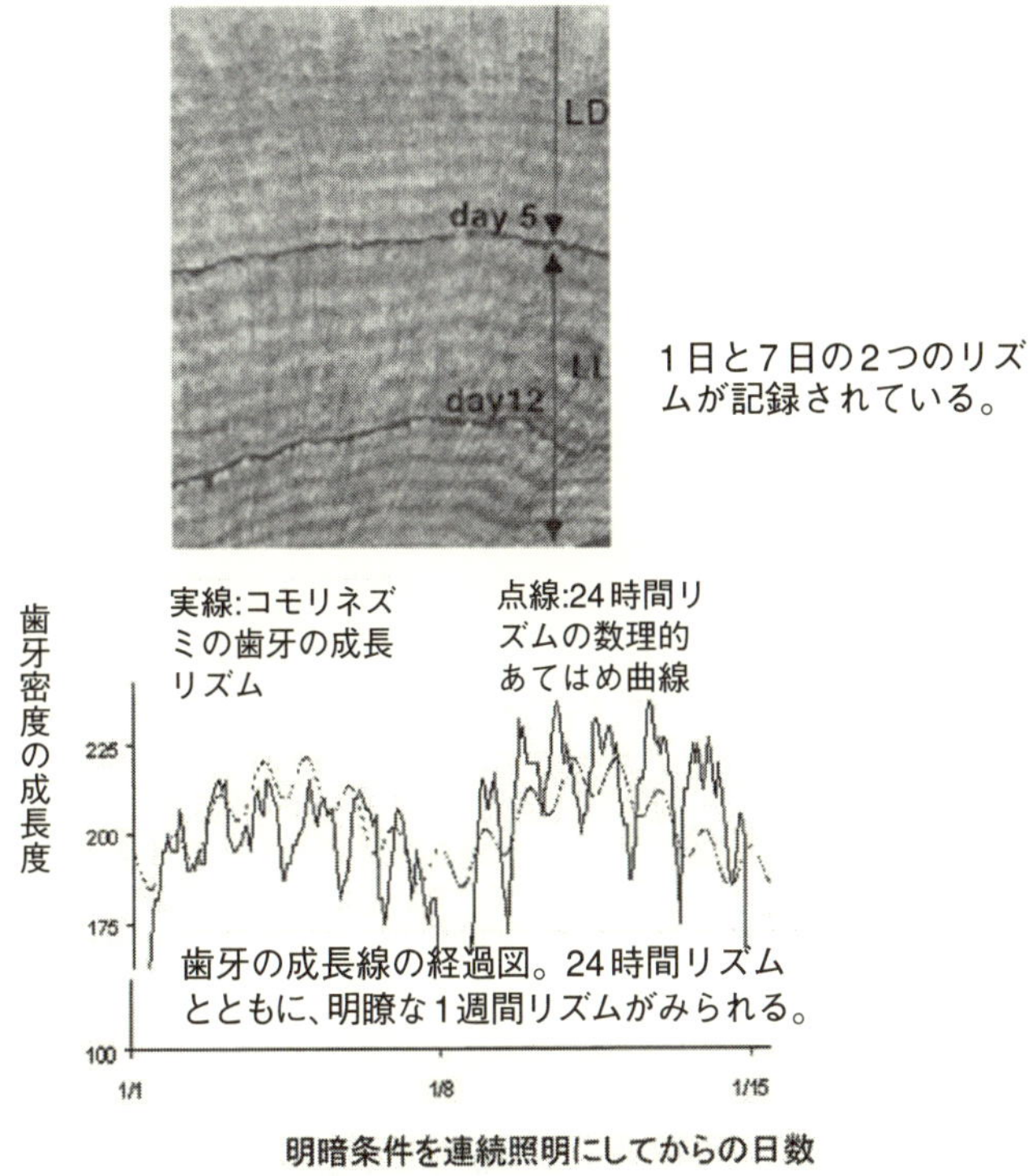

図25　歯牙の成長線にみられるサーカディアンリズムと1週間のリズム
ⒸHalberg

上段：コモリネズミの歯牙の成長線。この成長線には1日周期と7日周期の、2つのリズムが記録されています。

下段：歯牙密度の成長度の経過図。歯牙の成長に、サーカディアンリズム（約24時間リズム）とともに、明瞭な1週間リズムがみられます。

図25上段は、コモリネズミの歯牙《しが》成長線の写真です。木の年輪と同様に、歯にはその成長の様子が、歯牙の成長線として記録されています。図25下段の縞《しま》模様から、コモリネズミの歯牙が一日周期のリズムで、成長している様子が読みとれます。このコモリネズミの歯牙の観察実験は、五日目までは通常の明暗条件下（一二時間の明〝L〟と、一二時間の暗〝D〟）で飼育し、六日目からは、二四時間連続して明条件下で飼育しています。そのような、異なった明暗の環境条件下で飼育した際の、歯牙の成長線を観察しています。

連続明条件にして二週目から四週目までの歯牙の成長線の経過図を図25下段に示していますが、歯牙の成長に二四時間リズムとともに、明瞭な一週間リズムが認められます。これは、通常の生活リズムとは異なった光環境条件を設定すると、新しく七日のリズムがあらわれてきたようにみえますが、実は、本来存在していたリズム性が明瞭になってきただけのことです。七日のリズムも、生体時計の働きに由来していることを示す、興味深い実験です。

二四時間リズムは、ヒトをはじめとする生物が、地球の自転周期を真似た時計の仕組みを体内につくりだしたものですが、それでは七日リズムは何のリズムを、どのような必要性があって、どのようにして獲得したのでしょうか。

その手がかりになるのが、ハルバーグらによる、地磁気活動（Kp）の周期解析です。この解析によって、自然界の現象にも六・七四日の周期性があることが見いだされました。

このことから、サーカセプタンリズムも、サーカディアンリズムと同様に、宇宙のリズムに適

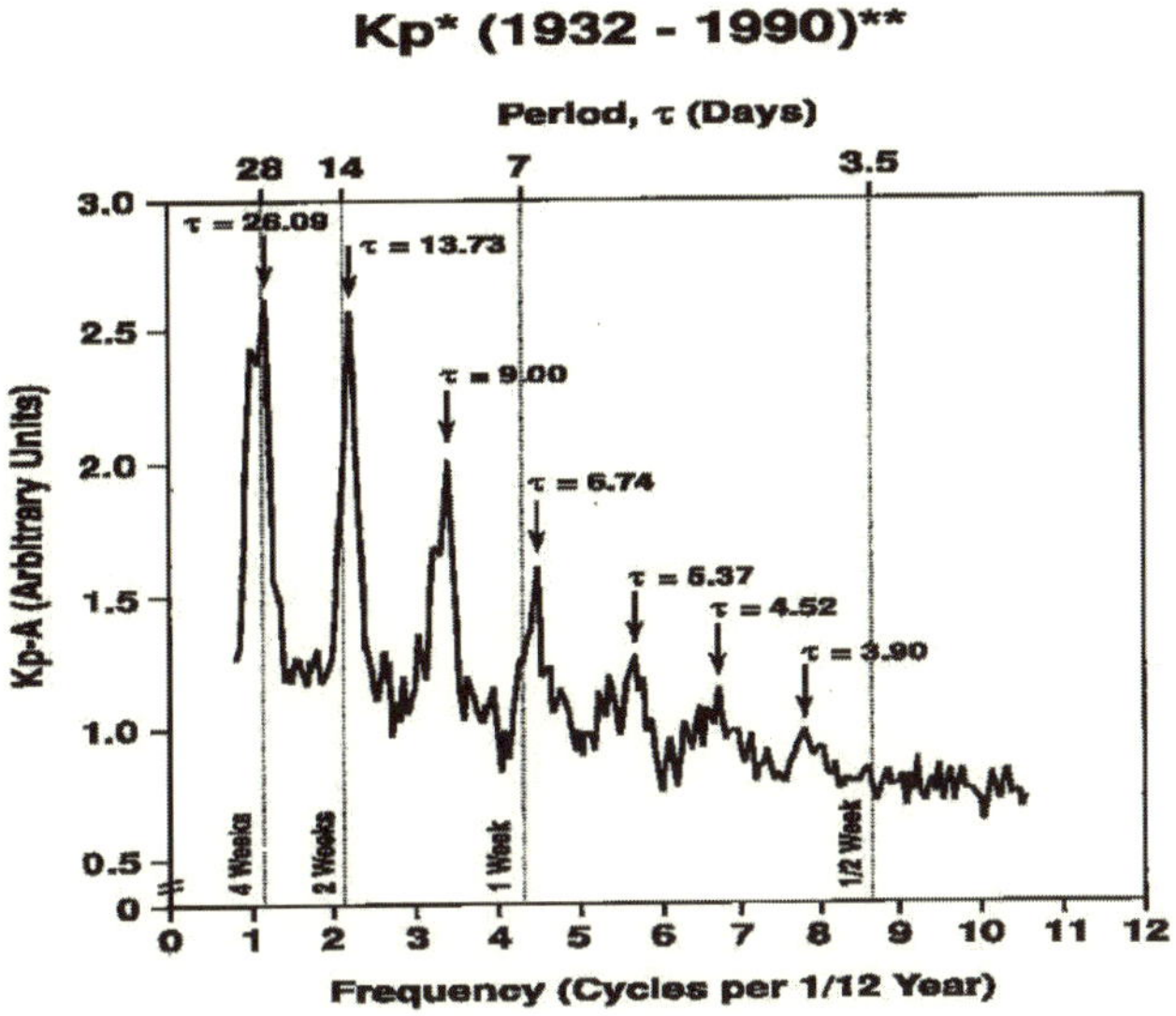

図26　1週間のリズムの起源　©Halberg

24時間リズムは、ヒトをはじめとする生物が、地球の自転周期に真似た、時計の仕組みを体内につくりだしたものですが、それでは7日リズムの起源は何でしょう。

筆者らは、宇宙活動と生命現象との、相互関係を探索してきました。地磁気活動（Kp）をリズム解析した結果、そこに、約7日（図中、6.74日）のリズムを見いだしました。1週間（すなわち、7日）のリズムのことを、サーカセプタンリズムといいますが、サーカセプタンリズムも、サーカディアンリズムと同様に、宇宙のリズムに適応して獲得したリズム機構である、と推測されます。

応した結果、獲得したリズム機構であることが推測されます。

一週間を七日とするカレンダーは、理にかなった設定であるといえるのかもしれません。

（4）月の魔力（lunar effect）

二八時間を超える長い周期性は、インフラディアンリズムと呼ばれます。血圧や脈拍には、サーカディアンリズムだけではなく、七日のリズムや季節変動があり、女性では体温に一ヵ月のリズムがあります。心筋梗塞や脳卒中の発症にも、七日、一ヵ月、一年のリズムが存在します。

生物の行動に、月の満ち欠けのリズムと関連するリズムが観察される場合、そのリズムは**サーカルナーリズム**と呼ばれます。

パロロと呼ばれる多毛類は、サモア諸島の珊瑚礁《さんごしょう》の穴にすむミミズの仲間で、夏の終わりになるとパロロの尻尾《しっぽ》部分の先から、エピトークと呼ばれる延長物が延びてきます。これは生殖腺が成熟した、非常に多くの体節からできており、一一月の下弦の月の頃、すべての体節がちりぢりに離れ、海面を群泳し、盛んに生殖活動を行います。この時期は、小潮の二、三日間だけであり、時間も夜間から明け方にかぎられます。サーカディアンリズムとサーカルナーリズム、それに一年のリズムが、ひとからげになってみられるリズムで、生物が地球と月と太陽の影響を受けて生きていることを示しています。

ある疫学《えきがく》調査では、ヒトの攻撃性には約一ヵ月の周期があり、暴行、強盗、家庭内暴力など、

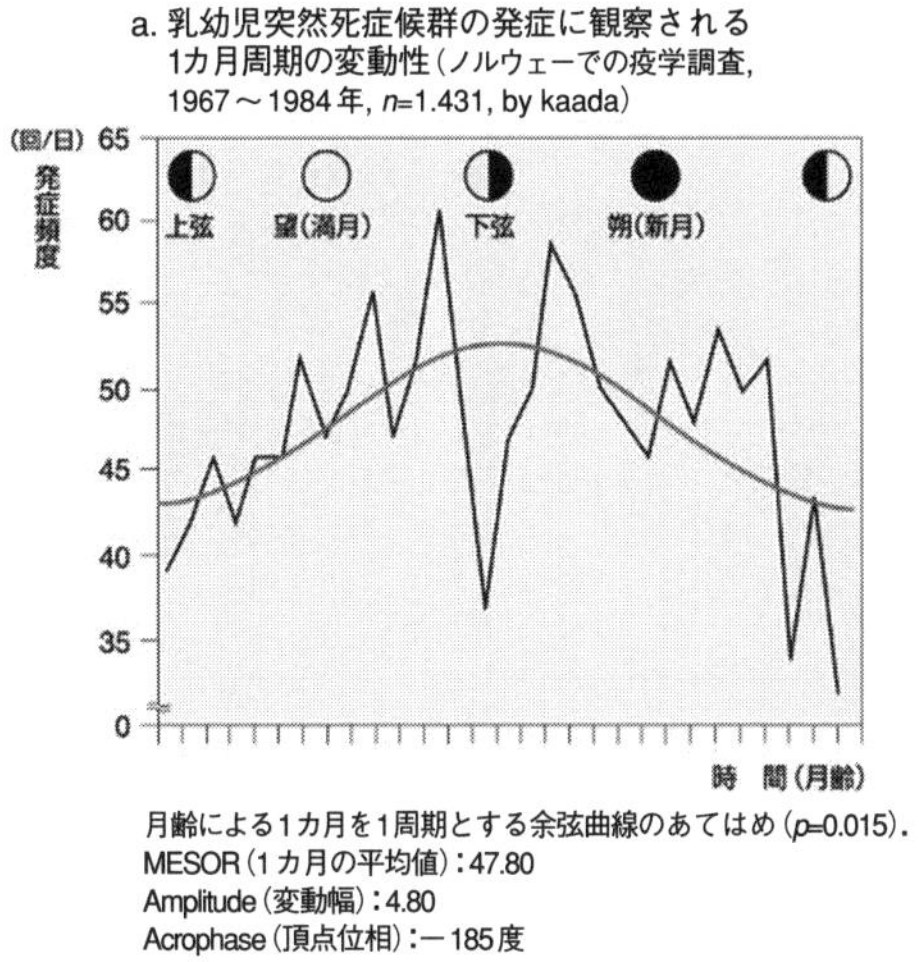

a. 乳幼児突然死症候群の発症に観察される
1カ月周期の変動性（ノルウェーでの疫学調査,
1967～1984年, n=1.431, by kaada）

月齢による1カ月を1周期とする余弦曲線のあてはめ（p=0.015）.
MESOR（1カ月の平均値）：47.80
Amplitude（変動幅）：4.80
Acrophase（頂点位相）：－185度

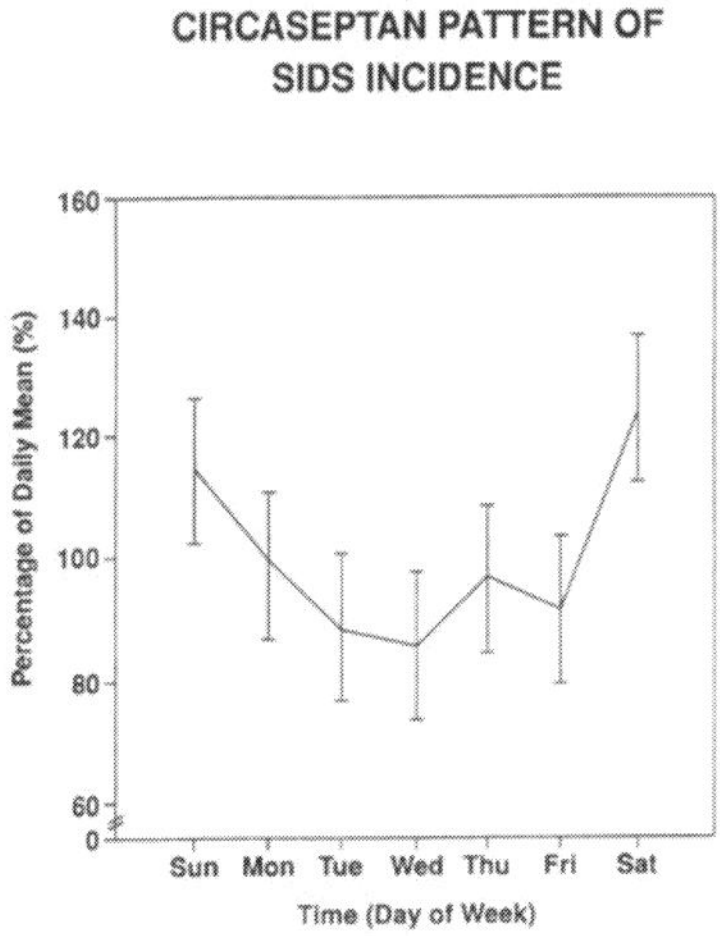

図27　乳幼児突然死症候群の発症に観察される、7日のリズム（下）と月齢周期のリズム（上）　©Halberg

あるいは精神科への入院患者数が、新月よりも満月のときに統計上、有意に多いと報告していますが、今のところ、その真偽は定かではありません。

ハルバーグらは、ノルウェーでの疫学調査で、乳幼児突然死症候群（ＳＩＤＳ）の発症頻度に、一週間のリズムとともに、明瞭な一ヵ月のリズムがあり、月の満ち欠けとの関連（lunar effect）があること、下弦の月に一致してその頻度が高くなることを報告しています。

哲学者として有名な物理学者カントは、「天候に及ぼす月の影響についての雑感」と題する小論文のなかで、天候として風と天気（明るさ、大気が澄んでいること、雲のあるなし、寒暖など）をとりあげ、「新月のときには、大気が少なくとも風の向きを変えようと努力している」と述べています。月の影響として、光と引力をとりあげたとき、これがあまりにも無力であるとの理論の後、この観測的経験を、

「月は天候に影響を及ぼすはずはない。しかるに、実際には及ぼしている」

と結論しています。中国の哲人、老子の言葉にどこか似かよった、諦念《ていねん》の言葉ではないでしょうか。人には、まだまだ知らない事実が多いということです。

いずれにせよ、生体に見いだされるさまざまなリズムには、太陽をはじめとする、宇宙からのシグナルの影響が、大きく関与しているにちがいありません。筆者は、その意を強くして、「健康（あるいは、疾病）と宇宙（線のゆらぎ）との対話」を追い求めています。

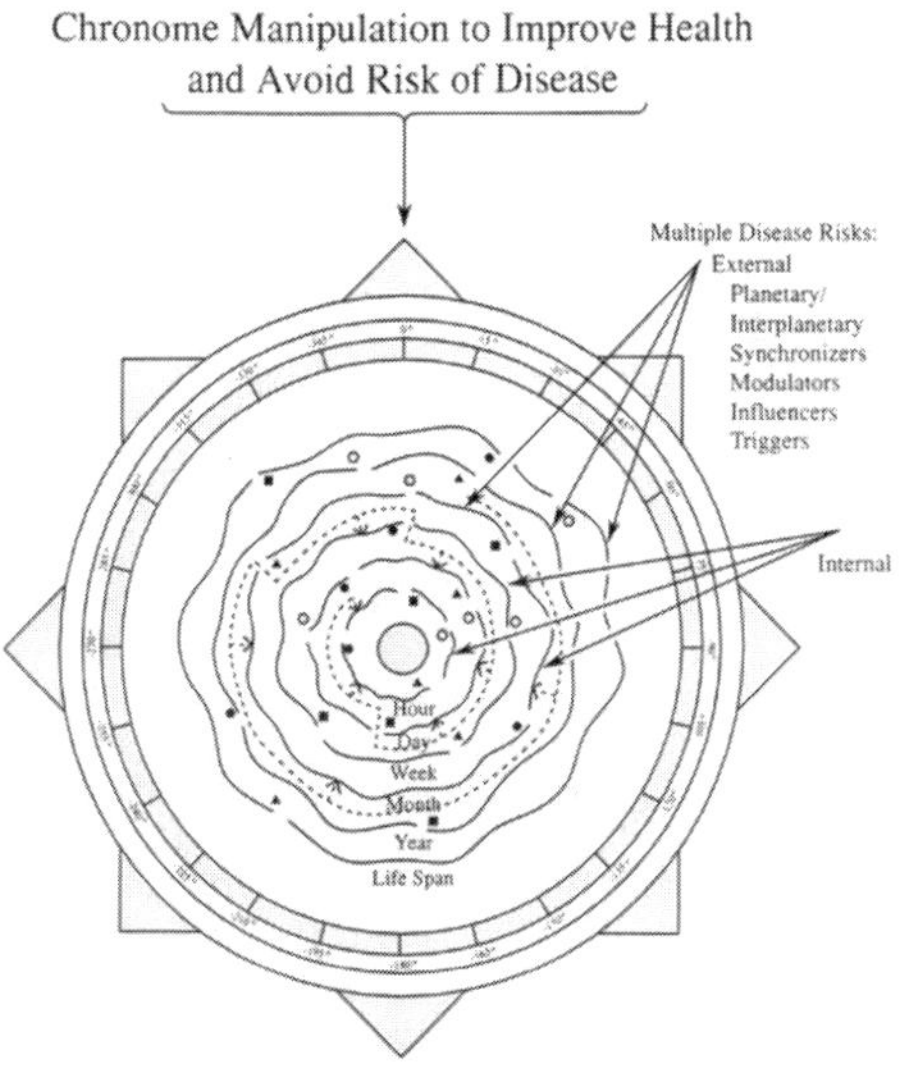

図28　乳幼児の生命をまもる自律神経・ホルモン・免疫系の、3つの防御システム　©Halberg

時間医学の立場からみた、乳幼児の生命をまもる、生命防御システムのモデルを示します。

ノルウェーでの疫学調査で、乳幼児突然死症候群（SIDS）の発症頻度に、1週間のリズムとともに、明瞭な1カ月のリズムがあり、月の満ち欠けとの関連（lunar effect）があること、下弦の月に一致してその頻度が高くなることが解明されています。

この図は、時間医学の立場から、乳幼児の生命をまもる仕組みを示した、端的なモデルです。多重の円を取り囲むように描いた、円と8つの三角形は、時刻を示しています。生命（中心部）は、自律神経・ホルモン・免疫系の、3つの防御システムでまもられています。それぞれの防御系には、約24時間のリズムや約7日間のリズムから、10.5年や21年などの長い周期のリズムまでの、多種類の防御の壁があり、多重の時間構造として、めりはりを保ちつつ、生命をまもっています。

(5) 予測できない、突然死のリズム

思いがけずあらわれるのが、突然死です。全世界の知能が一堂に会して、智恵を出しあい、策を練るのですが、どうしても予知することができません。なぜでしょう。

それは、老子の言葉にあるように、**目にみえない情報**に、だれも気づいていないからだと推測しています。カントの推察から推測されるように、だれひとりとして見極めていない信号が隠れているのだと思います。ヒトが宇宙のスペクトルに対応し、適応の所産として、よりよく生きていくために獲得した機能が生体リズムなら、宇宙からのシグナルと、生体現象として抽出されたシグナルとの間に、何らかの対話があるはずです。その声に耳を傾けることが必要です。

この立場からの研究で、太陽風速度の記録のリズム解析(スペクトル解析)を行ったところ、聞こえてきたシグナルが、**〇・四〇〜〇・四五年のリズム**と、**一・二〜一・三年のリズム**でした。前者は半年の周期より少し短いので、**シス・ハーフイヤー**(cis-half-year)**リズム**、後者は一年の周期より少し長いので、**トランス・イヤー**(trans-year)**リズム**と名づけました。

この太陽風のリズム解析に観察された一・三年のリズムは、家庭血圧の一五年間の記録の解析からも一・二二年のリズムとして抽出され、そして、太陽風が家庭での収縮期血圧と、密に対話しながら、血圧のレベルに影響していることが解析されました。もちろん、いずれにも一年のリズムが認められます。そのため、筆者たちは、つい目にみえる地球の公転と太陽との関係ばかり

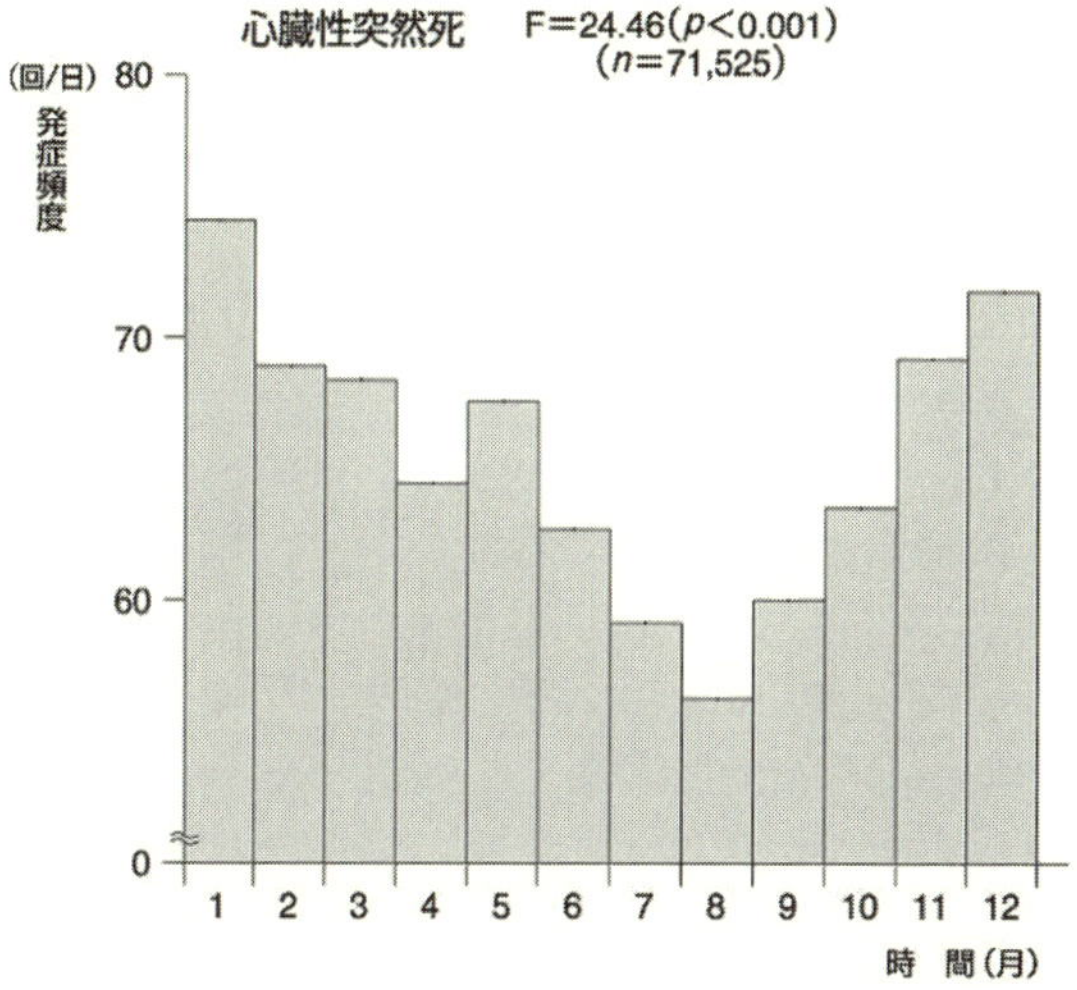

図29　心臓性突然死にみられる1年のリズム　©Halberg
モスクワ近郊の心臓性突然死の頻度には、1年のリズムが観察されます。すなわち、モスクワでは、心臓性突然死は夏に少なく、冬に多いというリズムがみられます。

に目をやってしまい、目にみえない一・二二～一・三年のリズムに気づかずにいたのでした。

そこで心臓性突然死の記録を見直してみました。先進国では国際診断基準にのっとった疫学データが蓄積されていますので、その記録を手に入れることは、比較的容易でした。そして、そのリズム解析の結果をみて驚きました。

心臓性突然死には、一年のリズムとともに、〇・四〇～〇・四五年のリズムと、一・二～一・三年のリズムが抽出されていたのです。

そして、この三つのリズムの出現は、地域によって異なることもわかりました。米国ミネソタでは、一年のリズムと〇・四〇～〇・四五年のリズムが、香港では

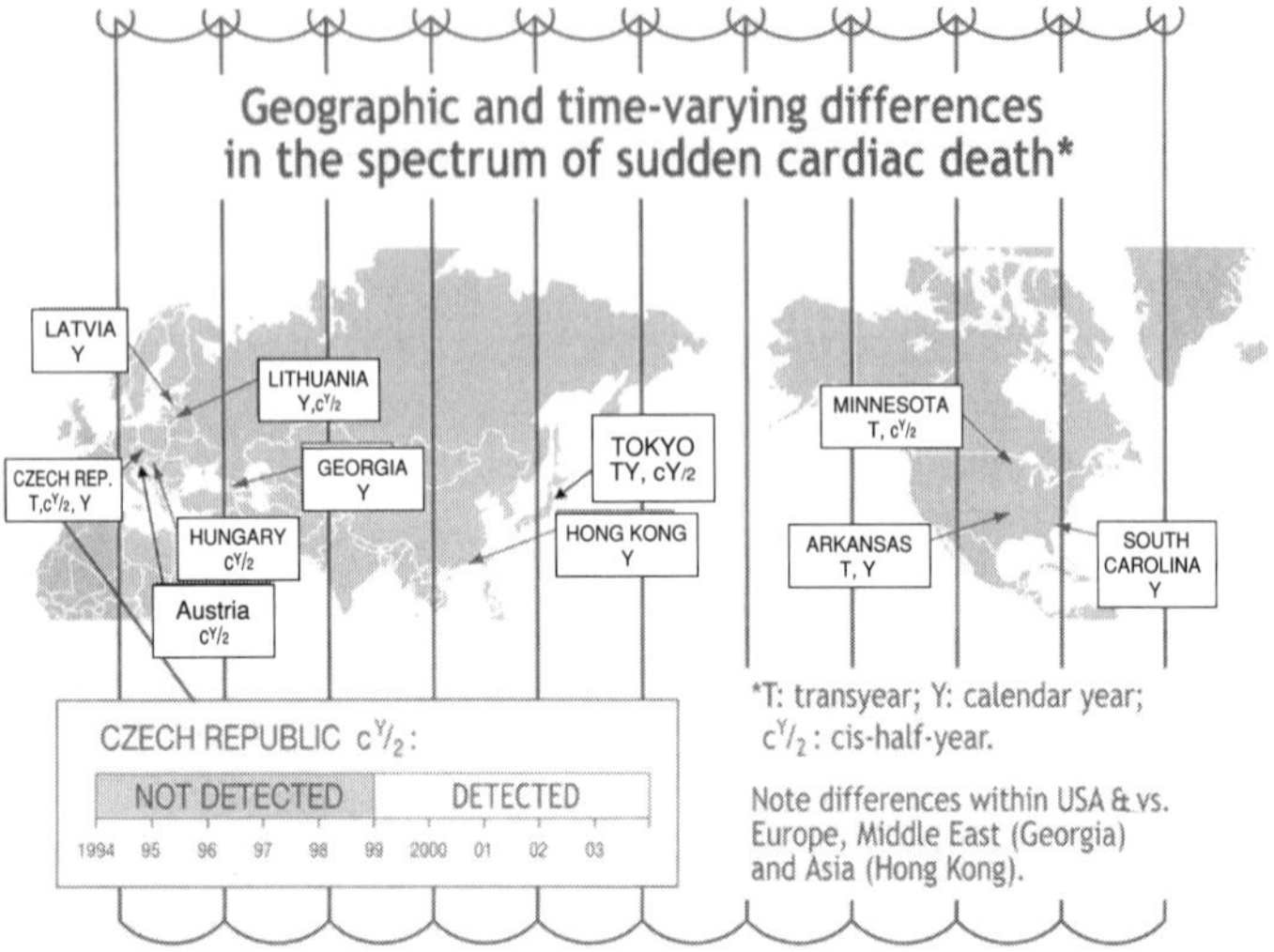

図30　心臓性突然死にみられる、0.40～0.45年のリズムと1.2～1.3年のリズム
©Halberg

心臓性突然死には、1年のリズムとともに、0.40～0.45年のリズムと1.2～1.3年のリズムがあります。

理由は明らかではありませんが、この3つのリズムの出現は、地域によって異なります。米国ミネソタでは、1年のリズムと0.40～0.45年のリズムが、香港では1年のリズムだけが、ハンガリーでは、0.40～0.45年のリズムだけが、そして日本では、1年のリズム、0.40～0.45年のリズム、1.2～1.3年のリズムのいずれもがみられます。

突然死が、冬だけに多い、夏だけに多い、あるいは冬と夏に多いなどが、地域によって異なるのです。

0.40～0.45年のリズムがみられるということは、「暑いいやな夏がくるから、それまでに仕事をすませておこうと張り切っていた矢先、夏を待たずに急死した」というストーリーが成り立つことになります。あるいは、1.2～1.3年のリズムがみられるということは、「いつも調子が悪い冬をやり過ごして、ほっとしていた矢先、春を迎える直前に、急死した」というストーリーが成立しうることにもなります。

前者は半年の周期より少し短いので、シス・ハーフイヤー（cis-half-year）リズム、後者は1年の周期より少し長いので、トランス・イヤー（trans-year）リズムと呼んでいます。

一年のリズムだけが、ハンガリーでは、〇・四〇〜〇・四五年のリズムだけが、そして日本では、一年のリズム、〇・四〇〜〇・四五年のリズム、一・二〜一・三年のリズムのいずれもが抽出されていたのです。

突然死が、冬だけに多い、夏だけに多い、あるいは冬と夏に多いなどは、地域によって異なるようです。そして何よりも、一・二〜一・三年のリズムがみられるということは、「いつも調子が悪い冬をやり過ごしてほっとしていた矢先、その二〜四カ月後に、急死した」というストーリーが成立しうることになります。

(6) 風の又三郎と、風の神アイオロス

太陽は巨大な熱のかたまりで、巨大な磁石としての性質をもっています。太陽の磁場はきわめて強く、X線・ガンマ線などの放射線や、太陽宇宙線と呼ばれる高エネルギー電磁波を地球に吹きつけます。この地球に影響する放射線や電磁波は、あたかも地球に向かって吹く風のようですので、太陽風（solar wind）と呼ばれています。地球は、薄いベールのような地磁場《ちじば》のカーテンをまとって、この太陽風から身をまもっているのです。

太陽風のスピードや風の向きはきわめて気まぐれで、一見リズミカルに、そして唐突に変動します。時折、強力な電磁波が、地球がまとう地磁場のカーテンに衝突し、地上一〇〇kmあたりの大気を発光させることがあります。これがオーロラです。

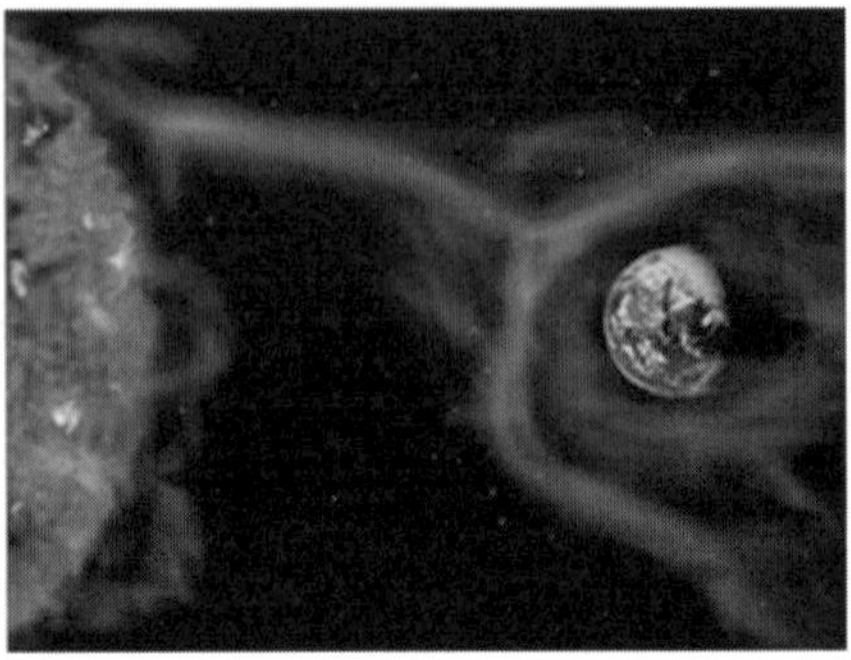

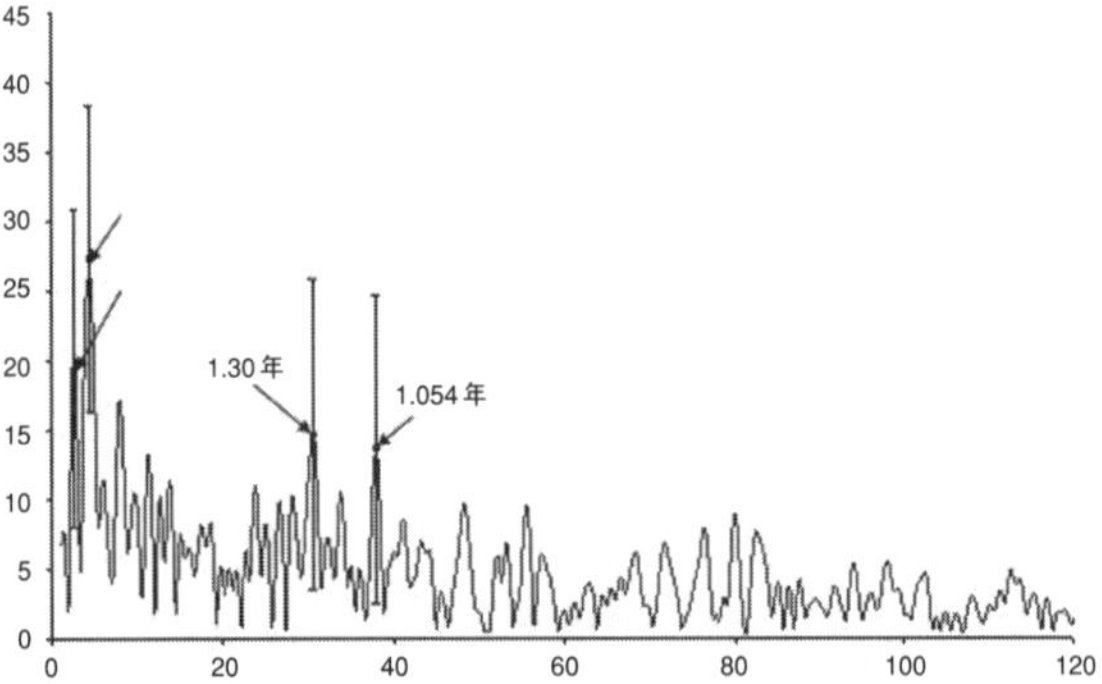

図31　太陽風の速度の記録にみられる、1年のリズムと1.2～1.3年のリズム　©Halberg

それでは1.2～1.3年の起源は何でしょう。筆者らは、宇宙活動と生命現象との、相互関係（コヒーレンス）を探索してきました。

上段：太陽から地球に吹きつける太陽風と、太陽風から地球をまもる地磁場のカーテン。

下段：太陽風の速度の記録をリズム解析した結果、そこに、1年（図中、1.054年）のリズムとともに、1.2～1.3年（図中、1.30年）のリズムが抽出されました。このトランス・イヤー（trans-year）リズムも、サーカディアンリズムや1年のリズムと同様に、宇宙のリズムに適応し、適応の所産として獲得したリズムだったのです。

宮沢賢治の『風の又三郎』は、人間と自然とのかかわりを、小学生と風を登場人物に用いて、神秘の世界として美しく描きました。

ある年の九月一日、風の精（又三郎）が、山あいの小さな学校（分教場）に、あたかも風に乗ってきたかのように、突然、転校生としてあらわれます。高原に遊びに行ったみなは、又三郎がガラスのマントを着て、空を飛ぶのをみます。みなは、又三郎と一緒に、不思議な数日を送ります。そして、台風がきた九月一一日、みなの知らない間に、又三郎は風とともに学校を去っていきます。

ホメロスの叙事詩『オデッセイア』は、トロイ戦争の後、故郷のギリシャに帰るまでのことを描いた、主人公オデッセウスの冒険の話です。この叙事詩に登場するのが、ギリシャ神話の風の神、アイオロスです。アイオロスは人間だったのですが、ゼウスに愛され、風の支配者になりました。風を洞窟に閉じ込めていて、ゼウスの命令があると、風を解放し、意のままに風を操ったとされています。

ギリシャへの帰途、オデッセウス一行の船団は、アイオロスのいる島に着きます。アイオロスはオデッセウスを歓迎し、一カ月間もてなします。出帆《しゅっぱん》の日、アイオロスは、オデッセウス一行が故郷まで穏やかな航海をすることができるように、航海の逆風になる風を、丈夫な袋につめて土産とし、「この袋は絶対に開けてはならない。もし、あなたの仲間が、なかをみたがっても、いっさい聞き入れてはいけない。開けると大変なことになる」と伝えます。

九日間の穏やかな航海の間、夜も眠らず、土産の袋を見張ってきたオデッセウスは、一〇日目にギリシャの故郷を目の当たりにしました。そのとき、つい油断して、うとうとしてしまいました。

乗組員たちは、「夜も眠らず、大切にしていた袋だ。きっと財宝が入っているにちがいない。ちょっと覗《のぞ》くだけならかまわないだろう」と、袋の口を開けてしまいます。その途端、それまで順調だった風が、逆風になり、みるみるうちに故郷が遠ざかり、アイオロスの島に吹き戻されてしまいました。

これがホメロスの叙事詩『オデッセイア』の、風の神アイオロスの物語です。

風の又三郎もアイオロスの物語も、風が唐突であることを物語っています。このことは、太陽風と地球とのかかわりにも、あてはまります。

前述の、シス・ハーフイヤー（cis-half-year）リズムや、トランス・イヤー（trans-year）リズムは、太陽風と血圧、あるいは太陽風と突然死とのかかわりを示すリズムです。

太陽風のリズムと血圧や突然死とのかかわりが、風の又三郎のように、ある時期にしか観察できないことがあります。また、アイオロスの物語のように、これまで安定して観察されていた両者のかかわりが、あるとき突然、みられなくなってしまう、ということもあります。筆者らは、このような現象を「**アイオロス現象**」と呼んでいます。

色なき色をじっと見つめ、声なき声にじっと耳を澄ませるとき、この「アイオロス現象」の存在にも、心をとめておくことが大切です。

人間の感覚を超越した存在の実体をつかむには、「アイオロス現象」への理解が必要です。

(7) 太陽のリズム（Schwabe周期とHale周期）と生命活動のリズム

これまで自然とヒトのリズムの普遍性とその不思議を、さまざまな観点から紹介してきました。この項では、太陽と地球の**一〇・五年周期**（Schwabe周期）と**二一年周期**（Hale周期）についてお話ししたいと思います。

これほど長い周期の解析には、太陽黒点や地磁気活動の記録が用いられることが多いのですが、巨木の年輪にも、気候変動の記録が刻まれています。

木の成長は年輪として、一年のリズムを刻んでいます。樹木は年間を通じて新陳代謝をくりかえし、春から夏にかけては代謝が活発なため成長が大きく、秋から冬にかけては代謝が低下し成長は小さいという特徴があり、このくりかえしが木の年輪に刻まれているのです。年輪幅は、気温以外にも、たとえば降水量、日射量、二酸化炭素量などに影響されます。また、多雨・少雨、高温・低温など、年ごとの気候変動により、その成長の程度は少しずつ異なっています。それゆえ、木は過去の気候の変動を、年輪の幅として記録していることになるのです。

クロノミクス解析により、太陽活動の周期性とともに、ヒトの生命活動にも、ほぼ同じ周期性が見いだされました。図32右は、一〇・五年周期をまとめた図です。太陽黒点数と地磁気Kpに一〇・五年周期がみられます。太陽活動は間接的に気候に影響し、木は気候の影響を受けて成長の大小をくりかえしますので、年輪にも一〇・三七年（一〇・三五〜一〇・三八年）と二一・七九年（二一・七一〜二一・八八年）の周期性が見いだされています。そして、からだのホルモン活動（気分・副腎皮質《ふくじんひしつ》活動をあらわす尿中の一七‐ケトステロイド量）や精神機能（六〇秒の時間経過予測）、さらには、心筋梗塞や糖尿病などの病気の発症頻度にも、約一〇・五年の周期が見いだされました。

図32左は、二一年周期をまとめた図です。太陽活動（太陽黒点数のHale周期）に、二一年周期がみられます。太陽活動は間接的にヒトの精神活動や文化活動に影響し、世界大戦の勃発《ぼっぱつ》と宗教活動（各種キリスト教会の正会員数の推移、改宗を求めるための宗教活動）、犯罪行為（さまざまな犯罪の頻度、その犠牲者の数など）、あるいは出産頻度、新生児の体重など、太陽活動に一致する、さまざまな二一年のリズムがみられています。

宇宙とヒトとの不思議なかかわりが、ここからも推測されます。

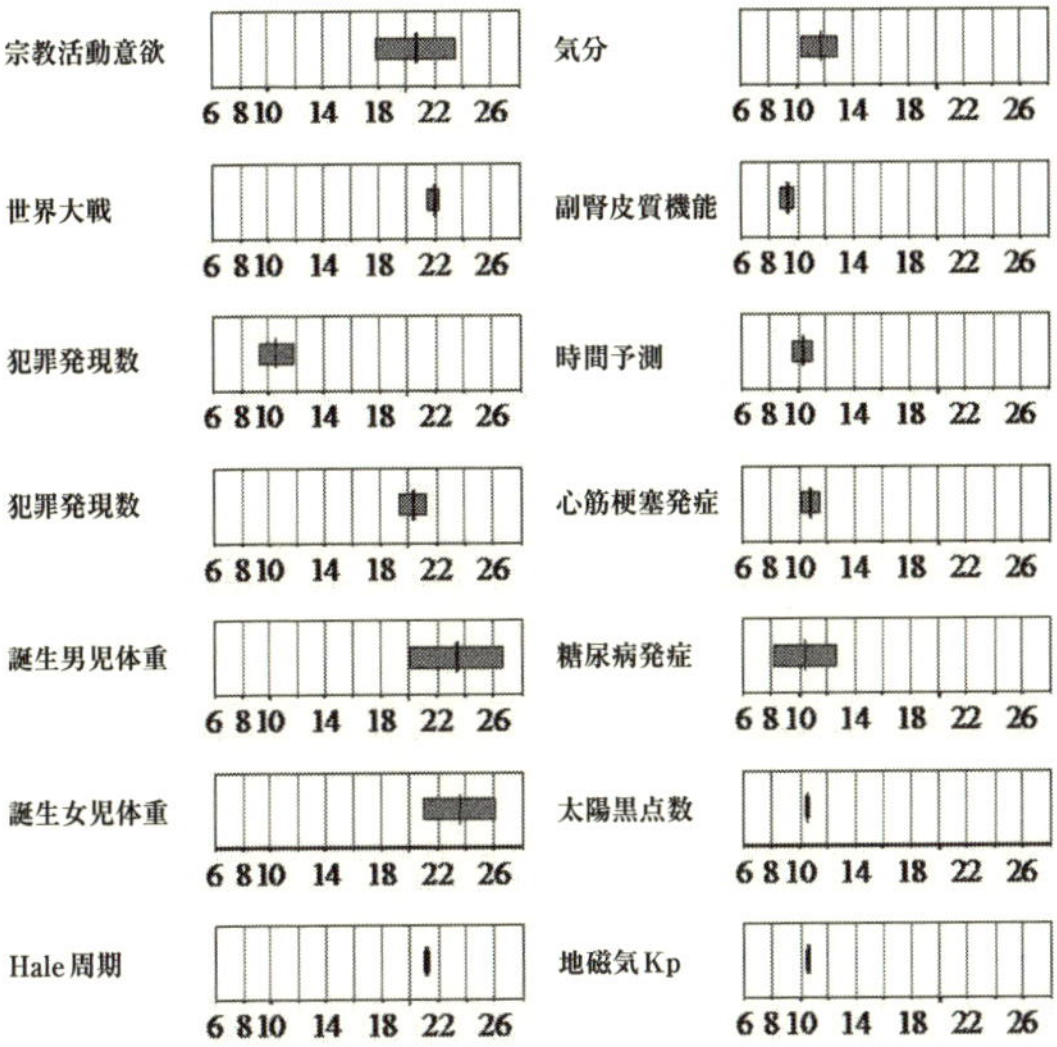

図32　ヒトにもみられる自然のリズム　©Halberg

太陽黒点の10.5年周期（Schwabe周期）と21年周期（Hale周期）は、いずれも、人の生理機能や病気のリズム、そして文化や宗教・犯罪・戦争などの、文化人類学的活動にも観察されます（図の横軸は、リズムの周期〈単位は年〉。各棒グラフ中に描かれた、小さい棒グラフは、リズムの周期と、その一標準偏差を示している）。

右（10.5年周期）：太陽黒点にみられる10.5年周期は、その変化の幅が著しく大きいため、太陽活動サイクルと呼ばれます。このリズムを発見したSchwabeの名をとって、Schwabe周期とも呼ばれます。もちろん、地磁気の観測値Kpにも10.5年周期がみられます。太陽活動は間接的に気候に影響し、木は気候の影響を受けて成長の大小をくりかえしますので、年輪にも10.37年（10.35～10.38年）、21.79年（21.71～21.88年）の周期性が見いだされています（図には示していない）。

ヒトの生命活動にも、ほぼ同じ周期性が見いだされます。気分・からだのホルモン活動（副腎皮質活動をあらわす尿中の17-ケトステロイド量）や、精神機能をあらわす60秒の時間経過予測、そして、心筋梗塞や糖尿病などの病気の発症頻度にも、約10.5年の周期がみられます。

左（21年周期）：太陽黒点数には、21年周期もみられ、このリズムを発見したHaleの名をとって、Hale周期とも呼ばれます。太陽活動は間接的にヒトの精神活動や文化活動に影響し、宗教活動意欲（各種キリスト教会の正会員数の推移、改宗を求めるための宗教活動）、世界大戦の勃発、犯罪行為（さまざまな犯罪の頻度、その犠牲者の数など）、あるいは出産頻度（図には示していない）、新生児（男児・女児）の体重など、さまざまな21年のリズムがみられます。

Schwabeの周期（一〇・五年）に似た周期に、十二支（干支《えと》）の一二年の周期がありますが、十二支は、筆者が求めている時間生物学の考えとは、まったく異なるものです。

十二支は、木星が約一二年で天球を西から東に一周することに由来する一二年のリズムで、紀元前四世紀頃の中国戦国時代の十二辰を起源として、後漢の時代に始まった紀年法とされています。十二支は陰陽五行思想にも通じるところがあり、森羅万象《しんらばんしょう》のすべてを、陰陽説は陰と陽に二分し、五行説は、陰と陽が混淆《こんこう》した、木星・火星・土星・金星・水星の五つの惑星に、分類し還元する思想です。十二支は、この五つの惑星のなかで、もっとも尊いとされる木星に注目し、その一二年周期を用いた、暦《こよみ》の一種です。

水星（Mercury）、金星（Venus）、火星（Mars）は、地球に近く、地球と同様の岩石質の小型の惑星ですが、地球と異なり、いずれの星も磁場をもっていません。岩石質の惑星のうち、地球だけが強い磁場をもっています。一方、木星（Jupiter）と土星（Saturn）はガス状巨大惑星であり、地球よりも強い磁場をもっています。木星は、地球に十分に影響することのできる距離にあるため、一九七四年、Gribbin JR と Plagemann SH が『木星の魔力』（*the Jupiter Effect*）なる書物をしたためたほどです。たしかに、木星からの宇宙線は、地球上の生命に、何らかの影響を及ぼしていると推測されます。しかし、この古来の思想は、あくまで占星術の世界であり、科学的な裏づけは何もありません。また、太陽系という小さな世界にのみ注目しているところに、大きな限界があります。

（8）生態系にみられる五〇〇年の周期

太陽と地球の一〇・五年周期（Schwabe周期）と二一年周期（Hale周期）に続いて、それよりも長い周期性についても紹介しておきたいと思います。

筆者らは、宇宙にみられる**五〇〇年周期**に注目しています。しかし、五〇〇年周期を解析するためには、太陽黒点や地磁気活動の観察記録では、記録長が短く、十分ではありません。それゆえ、このリズム解析には、巨樹の年輪が用いられています。樹木のなかには、極端に寿命の長いものがあり、たとえば米国カリフォルニア州には、ブリッスルコーンパインというマツの一種があって、いちばんの年寄りは四七〇〇歳を超えているとされています。

筆者らは、米国カリフォルニアの巨木セコイアの年輪、二一八九年分のデータをスペクトル解析してみました。セコイア一一本の平均値を計算し、年輪の時系列データとしました。スペクトル解析の結果、これまでの地球の気候変動にさまざまな周期性があったことがわかりました（図33上段）。なかでも、筆者らが注目している約五〇〇年の周期性は、他の周期性に比べて、そのリズム性をあらわすパワー値がいちだんと大きいことがわかります。年輪によく似た縞《しま》模様をつくるものに石筍《せきじゅん》がありますが、その彩色にも約五〇〇年の周期性が抽出されました。

そこで筆者らは、ヒトの文化的活動に注目し、著名な歴史研究者や詩歌・小説家があらわれ活動した状況、あるいはめざましい物理学の発展などの、文化的活動の周期性を解析してみました。

そして、**文化活動にも約五〇〇年の周期性がある**ことを見いだしました。図33下段に、そのおのおのの周期（リズム）と標準偏差を示します。

太陽活動は直接的・間接的に気候に影響し、ヒトは気候の影響を受けて、常に新しい文化や風土を育んできました。それゆえ、歴史学・物理学・文学などの創造的文化活動にも、五〇〇年の周期性が見いだされるのです。

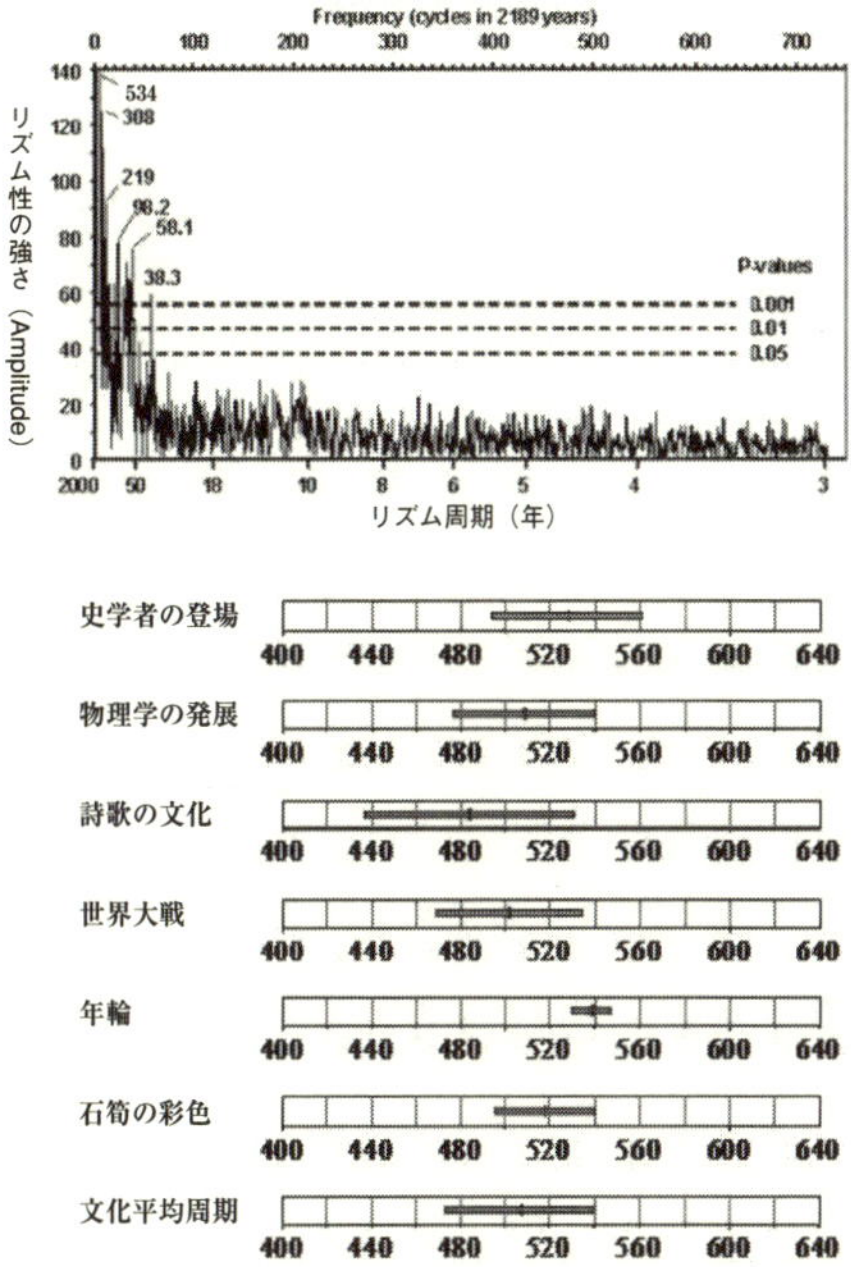

図33　ヒトと地球の生態系にみられる500年のリズム　©Halberg

上段：太陽活動は間接的に気候に影響し、木は気候の影響を受けて成長の大小をくりかえしますので、年輪には太陽活動の記録が刻まれています。そこで、米国カリフォルニアの巨木セコイアの年輪、2189年分のデータをリズム解析することにより、これまでの太陽活動と地球の気候変動のリズムを解析しました。そこにはさまざまな周期性があったことが読みとれますが、ここでは、約500年の周期性に注目しましょう。他の周期性に比べて、そのリズム性をあらわすパワー値がいちだんと大きい（図中、534と記載）ことがわかります。

下段：年輪とともに、年輪によく似た縞模様をつくる石筍の彩色にも、約500年のリズムが抽出されました。そこで、人の生理機能や病気のリズム、あるいは文化・宗教・犯罪・戦争などの文化人類学的活動にも、この500年のリズムが見いだされるかどうか、リズム解析を試みました。その結果、著名な歴史研究者の登場、めざましい物理学の発展、あるいは詩歌・小説家があらわれ活動した状況、そして、世界大戦の勃発にも、約500年のリズムがみられました。これらをすべて一緒にし平均した、文化的活動の周期性にも約500年の周期性が見いだされました（図の横軸は、リズムの周期〈単位は年〉。各棒グラフ中に描かれた、小さい棒グラフは、リズムの周期と、その一標準偏差を示している）。

第六章

クロノミクスの威力——生命と環境を解読する

クロノミクスとは

ヒトは地域に住み、自然にとり囲まれ、独自の生態系を築き、独自の文化のなかで生活しています。宇宙の摂理のもとで、銀河と太陽系の科学、地球と気象学、そして生物学の世界と繊細に言葉を交わしつつ、社会、歴史、経済、政治、あるいは愛、慈悲などの宗教とも、そのおのおのの実像をできるかぎり見極め、ていねいに対応していくこと。これこそ、健康であることの意味を悟り、疾病《しっぺい》の源を探っていくための基本姿勢であると、筆者は考えています。

とはいえ、そこにある生活の空間を、そのままボンヤリと眺めていたのでは、生命の実像を見極めることはできません。解析の手法に、工夫が必要です。その空間に時間軸を加え、四次元の世界に再構築し、時間軸を要《かなめ》とした独自の手法を用いることにより、はじめて、そこに潜《ひそ》むシグナルを読み解くことができるようになります。このような視点と、解読のシステムを、筆者らは**クロノミクス**と称しています。

生命現象は、いくつもの生体リズムが、複雑な相互関係を保った状態で多重に巧みに重なりあって、生命として機能しています。そのような生命現象を、筆者らは多重の時間構造（Time Structure、タイムストラクチャー）と呼んでいます。また、そのおのおのの基本的時間単位を、**クロノム**（chronome）と称しました。時間生物学の立場から、生命現象情報の規則性を意味する時間単位であり、CHROnos（=time）、NOmos（=rule）、chromosoME（=chronomosome）というラテン語を合成してつくった言葉です。ゲノム（遺伝子）を解析するゲノミクス、プロテオーム（蛋白）を解析するプロテオミクスと同様に、クロノム（生体リズムの基本構造）を解読し、その意味を解析する学問体系が、クロノミクスなのです。

複数のクロノムが、複雑に絡みあって機能している生命の生体現象（すなわち、観測したまるごとの生命現象時系列データ）を解読することは、並大抵のことではありません。それゆえクロノミクスでは、リズム解析だけではなく、ノイズ処理とともに、カオス（非線形性）解析とトレンド解析というやり方をとりいれて解析していきます。生命現象を、この四つの数理的事象として認識し、重なりあうクロノムを一つずつ解読していくことにより、生命と環境とのかかわりの実態がみえてきます。クロノミクスとは、まさに、**〝生命と環境との相互作用の力学〟**を解読する学問体系といえます。

時間治療――未病を見極め、適切な治療をする

生命現象が環境と相互に作用しあいながら複雑に変動する様態から、一つ一つのクロノムを抽出する。もし障害が及びはじめているクロノムを見いだしたならば、その一つ一つに、適切な治療的介入を加えていく。よりよく健康を維持するためには、このような観点からの治療法が大切であり、筆者らはこれを「**時間治療**」と呼んでいます。未病を見極め、仮面病を正しく診断し、適切に治療するには、クロノミクスが必要なのです。

くりかえしますが、クロノミクスとは、生命と環境との相互作用の力学を解読するための、新しい学問体系です。

以下、クロノミクスの学問成果とそれによって導くことができる健康のポイントを記します。

健常者の動脈波形の連続記録をスペクトル解析すると、三・三秒と一〇秒のリズムが抽出されます。心拍の時系列をスペクトル解析しても、同様に三・三秒と一〇秒のリズムが抽出されます。循環動態医学の分野では、前者をHF成分、後者をLF成分と称します。おのおの、心臓の迷走神経活動と、血管の交感神経活動をあらわす数値です。つまり、クロノミクスによって、自律神経活動の状況が抽出されたことになります。

一方、心不全患者のスペクトル解析からは、数十秒のリズムが抽出されます。このリズムはVLF成分と呼ばれ、**睡眠時無呼吸**の出現を反映しています。この出現頻度が高いほど、心不全患者では死亡率が高くなるため、治療の効果を推し量るうえで、重要な指標です。

ホルター心電図にて二四時間以上の心拍時系列を記録し、それをスペクトル解析すると、二四時間・一二時間・八時間のリズムが抽出されますが、これらのリズムは、健康であることの証《あかし》です。

一方、携帯型血圧計で血圧を二四時間連続記録すると、起床後に一過性の著しい血圧上昇が観察されます。この一過性の著しい血圧上昇は、臨床高血圧の分野では、血圧のモーニングサージと呼ばれているもので、脳梗塞《のうこうそく》の発症を予感させる不吉な現象です。

携帯型血圧計で二四時間血圧を七日間連続記録すると、このモーニングサージに一週間の規則性があることが抽出されます。モーニングサージは月曜に大きいので、脳梗塞の発症を予防するには、月曜日の朝の高血圧を、きちんと治療しておくことが肝要です。

また、携帯型血圧計を用いて、二四時間血圧をほぼ一年間連続記録しますと、血圧の一日平均値は夏季に比し冬季に高く、血圧の変動性も、夏季に比し冬季に大きいことがわかります。

このように生体現象の変動性には、秒単位・分単位・時間単位・概日・概週・概月・概年周期のゆらぎが多重的に存在し、**フラクタル構造**（二〇一頁参照）を呈しているのです。

カオス解析の一つにフラクタル解析があります。1/fゆらぎ（二〇〇頁参照）の解析法は、その代表的な解析の手法です。フラクタル解析により、フラクタル次元が抽出されます。このフラクタル次元が低下すると、病気になりやすいこと、あるいは突然死することが知られています。狭心症や心筋梗塞などの冠動脈疾患患者では、心拍のフラクタル次元が早朝に著しく低下します。その診断と治療には、とくに早朝への配慮が大切であることを意味しています。

時間の流れ（トレンド）を代表する事象は加齢です。加齢とともに動脈硬化が進行すると、収縮期血圧（上の血圧）は高くなりますが、拡張期血圧（下の血圧）は低下し、脈圧（収縮期血圧と拡張期血圧の差）が増大していきます。また、加齢とともに心拍のＨＦ成分（心臓をまもる副交感神経活動）が低下しますが、その低下は男性に著しく、女性は緩やかです。

高血圧の影響も同様です。男性は一般的に、昼間だけの高血圧でも、簡単に脳梗塞や心筋梗塞を起こしてしまいます。一方、女性の血管は男性よりしなやかであり、昼間だけ高い高血圧では、簡単には脳梗塞や心筋梗塞にならないことが知られています。女性の場合は、昼間だけではなく、夜間の高血圧が一緒にある場合に、はじめて、脳梗塞や心筋梗塞になるというのです。とはいえ、この理由には女性ホルモンが関与していますので、高齢の女性は、男性同様、要注意です。

職場での高血圧にも男女差があります。仕事場のストレスで血圧が高くなるのは男性だけで、女性はほとんど変化を受けないと報告されています。そこで、米国のジョージ博士らはＰＥＴ（ペット検査、ポジトロン断層撮影法）を用いて、悲しい出来事を思い浮かべたときに、脳の働きにどのような性差がみられるか調査してみました。その結果、女性は、悲しみや怒りの脳といわれている「大脳辺縁系《へんえんけい》」の反応領域が、男性よりも八倍も広かったのです。女性の脳は、仕事のストレスには強くても、悲しみには敏感な脳であるのかもしれません。

このクロノミクスが進歩し、いつの日か、なぜ私たちはここにあるのか、あるいは、なぜ地球にすんでいるのかの意味を、識《し》ることができる日がくることを心待ちにしています。そのためにも、環境（自然と宇宙を含む）とヒトとのかかわりを追求していく際の基本的な研究姿勢を、「探求のコツ」として表１にまとめました。

表1　クロノミクス探求のコツ

時計遺伝子が発見されたことにより、ヒトをはじめとする地球上の生物はすべて、宇宙のリズムに適応し、適応の所産として生体時計を組織したことが明らかにされました。そこでクロノミクス探求の基本姿勢についてまとめておきます。

1. 自然宇宙にみられるリズムは、すべての生命にも宿ると考えよ。
2. 新しいリズム現象を見いだしたとき、同じリズムを自然宇宙に探求せよ。
3. 自然宇宙に見いだしえないリズムは、進化の過程で消滅した可能性がある。
4. 生命は成長と発育の過程に、リズムの消長を再演する、「生きた化石」である。
   成長と発育のなかに演出される、進化の痕跡を探求せよ。
5. クロノスとカオスの接点を探求せよ。たとえば、8時間リズムはその1つである。

あらゆる生命にみられる1/fゆらぎ

生命《いのち》の営みと、宇宙のさまざまな事象には、不思議な仕組みが隠されています。生体リズムをまもる、神秘的な仕組みとでもいえましょうか。それが「**1/fゆらぎ**」です。

森の香り、ひんやりとほおを撫《な》でる風、風にそよぐ木々の葉、枝の間から差し込む光と影、小川のせせらぎから、宇宙線や地磁気に至るまで、自然界にみられるもろもろの現象は、すべて1/fゆらぎを呈しています。脳波のゆらぎ、自然に立っているときのからだの揺れ、手拍子など、生体におけるさまざまな現象のすべてにも、1/fゆらぎが観察されます。

一九九九年、スウェーデンのフィクリーらによって、心拍の1/fゆらぎに異常があると、その心臓病患者の病後の経過が悪いことが報告されました。以来、**医学界では1/fゆらぎの異常は、健康寿命にかかわる指標**として、大きく注目されています。

図34に1/fゆらぎとは何か、その特徴などについて、まとめてみました。

筆者は、ノルウェー亜北極圏での地磁気擾乱《じょうらん》（オーロラ）を研究しました。オーロラの雄大さと神聖さは、実際にみた人であれば、だれもが感動するでしょう。しかし、オーロラは美しいだけでなく、おそろしい一面ももっています。**オーロラが出た翌日と翌々日に、心筋梗塞《しんきんこうそく》が多発す**

図34　1/fゆらぎとフラクタル図形

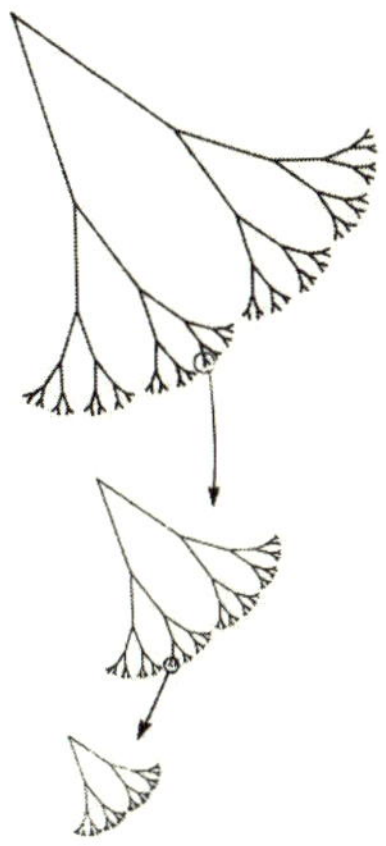

「1/f ゆらぎ」とは何なのでしょう。1/fゆらぎとは、「フラクタル」をあらわす指標です。

フラクタルは、1982年にマンデルブローがつくった概念で、微分不可能で特徴的な長さをもたない自己相似的な図形のことをいいます。一見複雑な現象が、実は簡単な規則性から成り立っていることを、見事に数個の数式で表現した、従来のユークリッド幾何学を超えた、新しい数学ともいえます。

フラクタルとは、ある小さな部分が全体の形とそっくりであることをあらわす言葉です。自己相似性のことをいいます。森の木々をみてください。その枝分かれは、どこまで分かれていっても相似です。葉の形を詳しく眺めてみてください。葉先の形は葉全体の形にそっくりです。雲の形、リアス式海岸、そして森に聞こえるもの（木々のざわめき、小川のせせらぎ等）、森に匂うもの（森の香り）、みるもの（木々の枝や葉など）など、自然界のすべてにフラクタル構造がみられます。

「ゆらぎ」という言葉は、「ぼやけた状態」のことですが、科学の言葉として用いられています。正確には、自然界におけるもろもろの現象に見いだされるゆらぎには、白色ゆらぎ、1/f ゆらぎ、$1/f^2$ゆらぎの3種類があります。心地よい小川のせせらぎ、風にそよぐ木々の葉音など、森林で感じるもろもろの現象は、すべて1/f ゆらぎを呈しています。心拍にもゆらぎがあります。心拍は同じ速度でくりかえしているように思われるかもしれませんが、心臓の収縮は実際には1拍ごとに微妙に変動しています。心拍変動に1/fゆらぎがあることは、1982年に武者利光博士によってはじめて報告されました。それに続いて、生体におけるさまざまな現象に1/f ゆらぎが存在することが発見されました。神経細胞の発射活動、脳波のゆらぎ、自然に立っているときのからだの揺れ、手拍子、小川のせせらぎ、高速道路の車間距離、さらには宇宙線のゆらぎにまで1/fゆらぎの存在が見いだされたのです。私たちのからだのなかのすべての生理学的活動に、私たちをとり巻く自然環境のすべての現象に、そして世の中のあらゆる現象に1/fゆらぎが存在するのです。

安静仰臥して心地よい音楽を小さな音で聴いているときの脳波のゆらぎを解析すると、α波の周波数変動のスペクトルは1/f ゆらぎになります。一方、耐えられないほどの大きな音で不快感を与えると、心の安静が失われて$1/f^2$ゆらぎになります。それゆえ、朝の光を浴び、明るい日差しのなかで散歩することは、自然環境のなかに満ちあふれている1/f ゆらぎで、私たちのからだのなかの乱れたゆらぎを整える、自然医療ともいえます。

生命《いのち》がフラクタル（すなわち、1/f ゆらぎ）であることは、健康の維持にきわめて有利です。たとえば、脳からの指令は神経電気活動として発信されますが、その間隔がフラクタルであれば、解読がきわめて容易になります。短時間の入力信号で全体像が把握できるからです。生命の基であるゆえんがここにあります。

るとのハルバーグの調査結果があるのです。

筆者の研究では、地磁気擾乱とともに心拍ゆらぎに異常が生じると、この地磁気擾乱に誘引される心拍1/fゆらぎの異常は、二日後まで持続（長時間応答特性）しました。すなわち、オーロラが天空を舞いはじめるとともに、心拍のゆらぎは1/fゆらぎから$1/f^2$ゆらぎに変化し、その影響は二〜三日間持続したのです。これにより、心拍ゆらぎの異常が、心筋梗塞発症の原因の一つであることが推測されます。

血圧や心拍をはじめとする、ヒトのさまざまな生理学的現象は、リズム性だけではなく、複雑性あるいはカオス性から構成されています。生命現象のおのおのを構成する、数理学的基本単位を、筆者らは、ゲノム・プロテオームに対応してクロノムと呼び、その学問体系をクロノミクスと称しています。

1/fゆらぎとは、フラクタル性を反映する現象のことです。フラクタル性とは、ある小さな部分が全体の形とそっくりであることをあらわします。生命現象を含む自然界のいろいろな現象に、このフラクタル構造がみられます。つまり、自然界のすべてに1/fゆらぎが普遍的に存在しているのです。

そのため1/fゆらぎは、適度な安定性を保ちながら自己修正を可能にするための、生命の本質ではないかと注目されています。

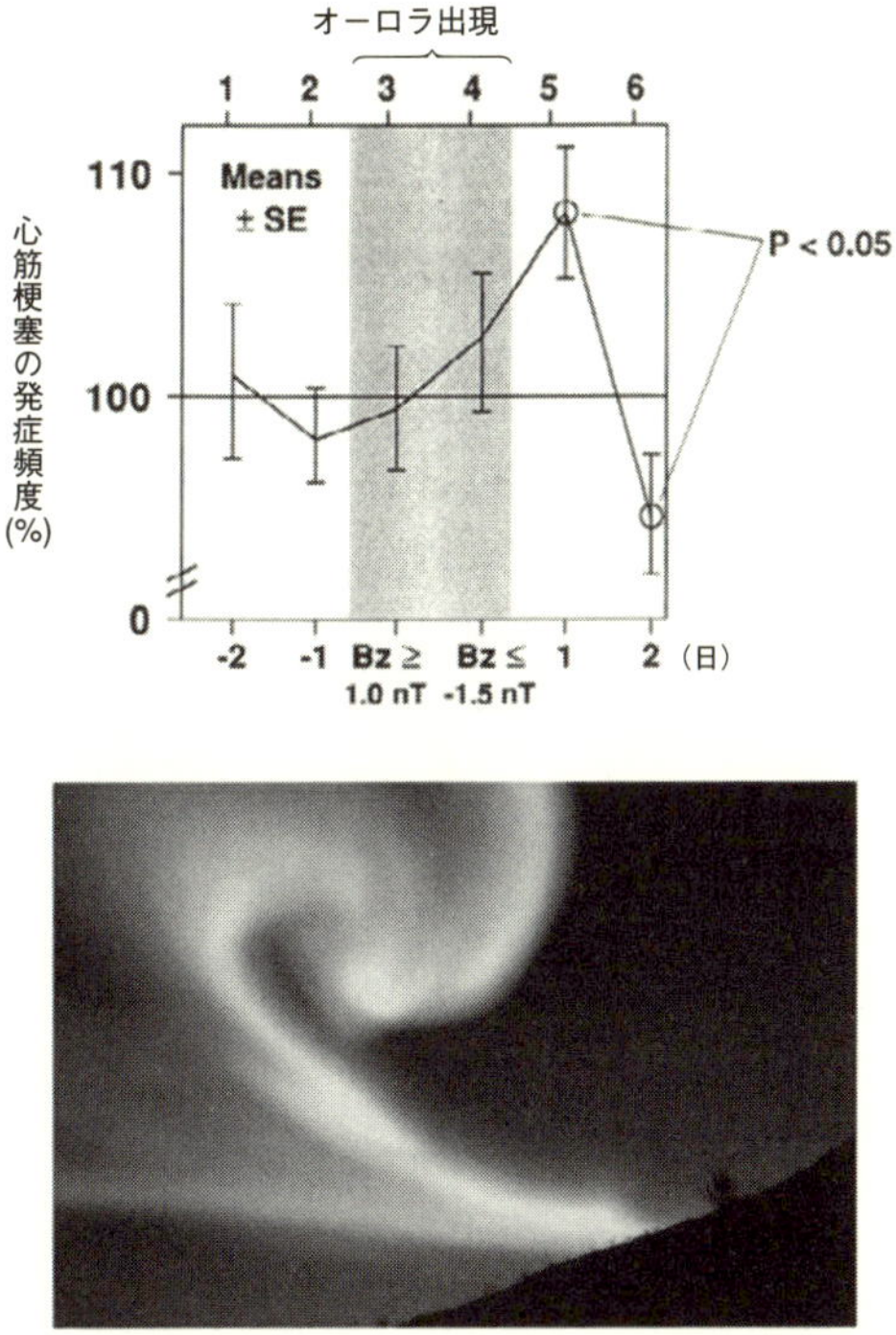

図35　オーロラが出た翌日と翌々日に多い、心筋梗塞　©Halberg

オーロラは、本当に美しい天体ショーです（下段、ノルウェーの亜北極圏トロムソからみたオーロラ）。天空に浮かぶ魅惑のオーロラカーテンは、ゆっくりとした時間経過で、その形と色を変えていきます。人はだれしも、その神聖さと雄大さに感動し、心がやすらぐことでしょう。しかし、オーロラは私たちのからだに、よいことばかりをしているわけではありません。

オーロラが出た翌日と翌々日に、心筋梗塞が多発するとのハルバーグの調査結果があります（上段）。そこで筆者は、オーロラ銀座といわれている、亜北極圏のノルウェー、アルタ市で、心拍のゆらぎに及ぼすオーロラの影響を調べてみました。そして驚きました。オーロラが天空を舞いはじめるとともに、心拍のゆらぎは1/fゆらぎから$1/f^2$ゆらぎに変化し、その影響は2〜3日間持続したのです。オーロラが出た翌日と翌々日に、心筋梗塞が多いのは、心拍ゆらぎに生じた異常が原因だったのです。

クロノミクス解析で文明の盛衰もわかる

私たちが行っている、生体リズム研究の一端をご紹介しましょう。

生命活動は多重の時間構造から成り立っています。複雑に相互に影響しあいながら、絡みあって存在するクロノムを、数理的に解析していくと、みえないものがみえてきます。くりかえしますが、この、生命と環境との相互作用の力学を解読する学問体系を、筆者らはクロノミクスと称しています。

ここに、米国カリフォルニアに二一八九年間棲息した巨樹の年輪解析の一例を提示し、クロノミクスの威力を紹介したいと思います。

木は気候の影響を受けて成長の大小をくりかえし、年輪を表出します。樹木は、互いに近接する樹木間で、環境の影響を干渉しあうため、ここでは、年輪幅（mm/年）の推移をあらわす記録として、一一本の平均値を用いました。年輪幅の二一八九年間の経過（図36上段）をそのまま眺めたのでは、樹齢が若い頃、その成長が大きかったことくらいしか読みとれません。そこで、この巨樹の成長の過程を、クロノミクス解析で解きほぐしてみました（図36下段）。クロノミクス解析にはいくつかの手法がありますが、ここでは、前の項で紹介した1/fゆらぎ解析を用いてみましょう。

クロノミクス解析の結果、樹木の成長にみられる1/fゆらぎ特性が、この二一八九年の間に六度消失していること（図36下段の↓）が抽出されました。そのうちの最近の二度は、氷河期に一致していることから、地球規模の気候変動が六度存在した可能性が推察されます。

歴史との対応から、気候変動が大きかった氷河期に一致して、宗教改革やルネサンスなどが勃興し、世界の文化が書き換えられたこと、一方、ゲルマン民族の大移動があった西暦三〇〇〜四〇〇年頃は、気候が安定していたことが読みとれます。

クロノミクス解析によって、文明の盛衰までもがわかってくるのです。

人間の感覚を超越した存在の実体をつかむには、観測したデータをそのまま眺めていたのでは、何もみることはできません。そのためには、生命と環境との相互作用の力学を解読する学問体系、クロノミクスが必要です。

クロノミクスの威力が、おわかりいただけましたでしょうか。

註：1/fゆらぎの解析は、GMS社（東京）のメム・カルクという解析ソフトを用いました（この解析ソフトは、ノイズ処理にたいへんすぐれており、クロノムの実像を抽出するのに有力です）。

やアリストテレスなどのギリシャ哲学や、アルキメデスなどのアレクサンドリア学派の科学が生まれ、ヘレニズム文化が栄えたことになります。

一方、気候が安定していた西暦300～400年頃に、ゲルマン民族の大移動（図下段の⬇）があったことが読みとれます。

さて、このクロノミクス解析によりますと、西暦650年頃から900年頃までに、1/ f ゆらぎ特性が3度消失（図下段の中央の３つの↓）しています。これは何を示しているのでしょうか。この頃にも、地球規模の気候変動があったのでしょうか。

この頃は、571年に西アジアでサラセン帝国が勃興し、東アジアでは618年に隋が滅亡し、高祖（李淵）が唐を建国しています。この618年は、地球の高温期が終了し、気候の寒冷化が始まる時期に一致します（図下段の中央の３つの↓のうち、左端の↓）。907年、やがてその唐も滅亡しますが、その時期が図下段の中央の３つの↓のうち、右端の↓に相当します。それゆえ、この頃の気候変動は、地球規模とはいえアジア中心の、大きな気候変動であった、と推測されます。

それでは、わが国の当時を振りかえってみましょう。

この頃わが国では、620年頃から万葉寒冷期を迎え、それに続き、740年頃より900年頃まで、大仏温暖期が続きました。

万葉寒冷期の日本は、激動の時代でした。593年に聖徳太子が摂政となり波乱の人生を送ります。摂政となったこの頃は、まだ気候が温暖な時期であり、善政がしかれています。しかし、寒冷期に入り、622年、聖徳太子が没するとともに、626年大雪がふり、長雨が続いて、都は大飢饉となりました。さらに、627年にはハエの大群にみまわれ、636年には大旱魃《かんばつ》が起こり、飢饉が広がりました。642年には、皇極《こうぎょく》天皇が雨乞いをしたとの記載があります。この頃、中国でも、610年から648年までの間に、7回ものペストの大流行がありました。

万葉寒冷期の日本は、激動の時代で、628年に、蘇我蝦夷が境部臣《さかいべのおみ》摩理勢《まりせ》を暗殺、643年には、蘇我入鹿が山背大兄王を暗殺し、645年に大化改新が勃発しています。しかし、この大化改新も、政情の安定化にはつながらず、661年と663年に日本は、朝鮮半島に出兵し、白村江の戦いを蛮行しました。そして672年には、壬申の乱が勃発し、694年に藤原遷都、710年に平城遷都が行われています（図下段の中央の３つの↓のうち、左端の↓）。

そして735年、大宰府から始まった天然痘の流行が、737年には都にまで広がり、大流行しました。この頃は、地中海世界でも、732～735年に、ペストの大流行があったと記述されていますので、気候変動は少なくともアジアを中心に、地球規模であったと推測されます。

740年頃からは、地球が温暖化し、日本は大仏温暖期に入ります。この温暖化は、東大寺の大仏開眼とともに始まったことから、国際日本文化研究センターの安田喜憲教授により、大仏温暖期と名づけられました。温暖化とともに、人々の意気は高揚し、古代東北の開拓が始まります。794年には、都が長岡京から平安京に遷都されました（図下段の中央の３つの↓のうち、中央の↓）。しかし、ゆきすぎた地球温暖化のために、猛暑、風水害、台風襲来、豪雨、洪水などの自然災害がくりかえされ、旱魃・凶作となり、飢饉があいつぎ、疫病が流行することになりました。菅原道真（844～903年）が登用され、その後、やがて怨霊となったのも、この頃のことです（図下段の中央の３つの↓のうち、右端の↓）。

安田喜憲教授は、いみじくも、著書『気候変動の文明史』（NTT出版）のなかで、わが国における「七世紀の激動の時代をもたらした本当の仕掛人は、気候だった」と述べていますが、筆者のクロノミクス解析の結果も、この安田教授の説を支持しています。

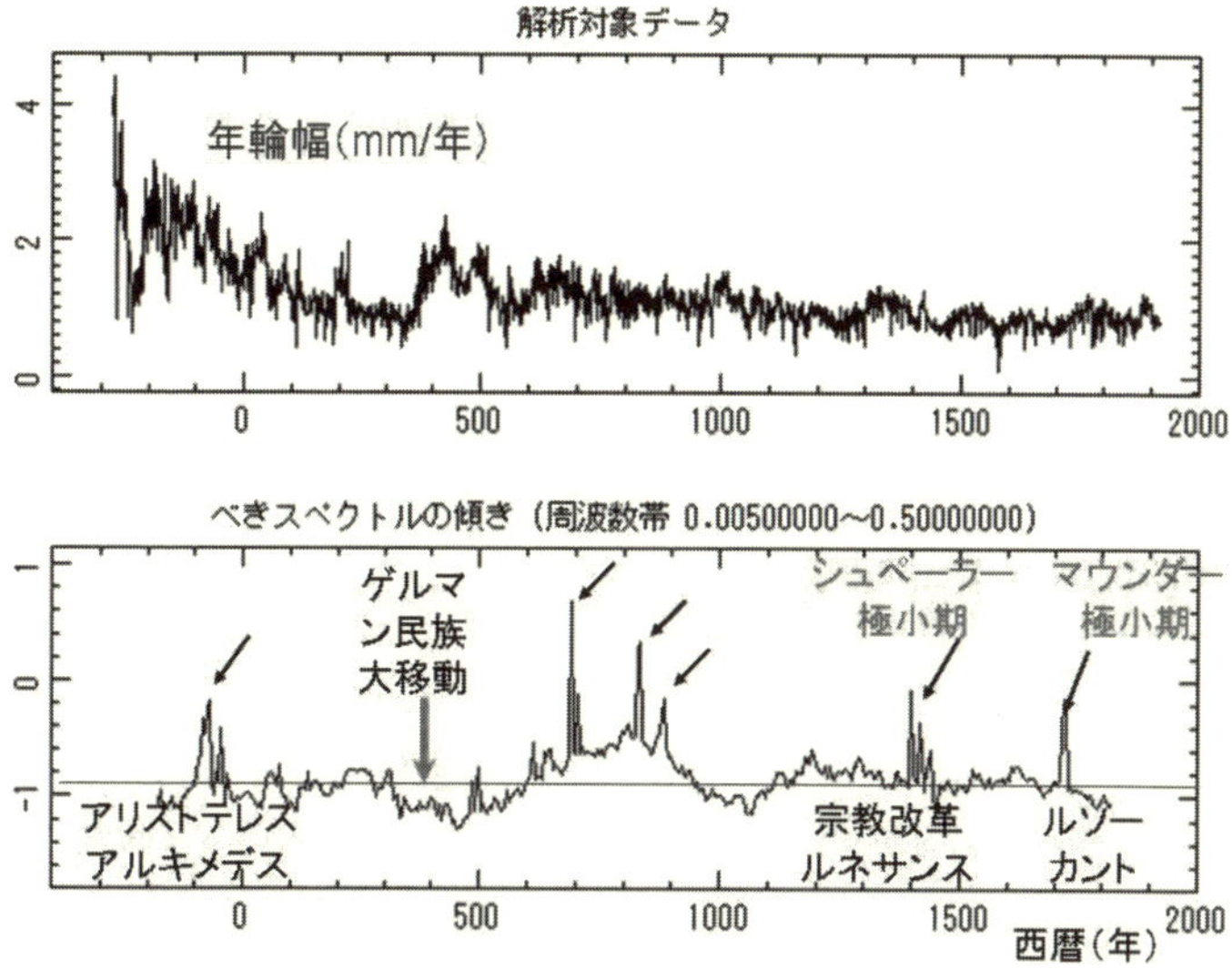

図36　年輪の1/ f ゆらぎ解析に映る、気候変動と人類の歩み

生命と環境との、相互作用の力学を解読する学問体系を、筆者らはクロノミクスと称しています。ここに、米国カリフォルニアに2189年間棲息した、巨樹の年輪のクロノミクス解析の一例を提示し、クロノミクスの威力を紹介したいと思います。ここでは、1/ f ゆらぎ解析を用いて、クロノミクス解析を実施しています。

上段：木は気候の影響を受けて成長の大小をくりかえし、年輪を表出します。図は、年輪幅（mm/年）の2189年間の推移を、折れ線グラフで示しています。そのまま眺めただけでは、樹齢が若い頃、その成長が大きかったことくらいしか読みとれません。そこで、この巨樹の成長の過程を、1/ f ゆらぎ解析で解読し、隠れたクロノム（本文参照）を解きほぐしてみました。

下段：1/ fゆらぎの解析は、GMS社（東京）のメム・カルクという解析ソフトを用いました。この解析ソフトは、ノイズ処理にたいへんすぐれており、図上段の折れ線グラフに隠れているクロノムの実像を抽出するのに有力です（メム・カルクは、http://www.gms-jp.com を参照）。

1/ f ゆらぎ解析の結果、樹木の成長にみられる1/ f ゆらぎ特性が、この2189年の間に6度消失していること（図下段の↓）が抽出されました。そのうちの最近の2度は、マウンダー極小期とシュペーラー極小期の2つの氷河期に一致しています。それゆえ、ここに抽出された1/ fゆらぎ解析の結果は、地球規模の気候変動が、少なくとも6度存在した可能性を示しています。

史実との対応から、気候変動が大きかったマウンダー極小期と、シュペーラー極小期の2つの氷河期に一致して、ルソーやカントなどの哲学者があらわれ、あるいは宗教改革やルネサンスなどが勃興し、世界の文化が書き換えられたと解釈できます。

また、紀元前300～100年頃の気候変動（図下段の左端の↓）に一致して、プラトン

第七章

寿命と生体リズムの不思議な関係

非二四時間周期と生存率の経過

病気にならないためには、一日の長さは、二二時間でも二六時間でもなく、二四時間であることが大切です。

ドイツのレンマーらが作成した高血圧ラット（transgenic TGM〈mREN2〉27）では、血圧のサーカディアンリズムが、活動量のサーカディアンリズムの頂点位相から、約一二時間ずれた血圧日内変動（すなわち、活動時間帯に血圧が最低となり、睡眠時間帯に最大となる）を示します。レンマーの弟子のビッテは、この高血圧ラットの生体時計と血圧リズムとの関連に注目し、生体時計を壊してみました。すると、この昼夜逆転の血圧リズム異常が消失したのです。血圧のリズムも生体時計に調節されていることを証明した、貴重な発見でした。

二〇〇一年に、彼らはこの遺伝子異常のラットを用いて、一日を二四時間として生活させた場合と、一日を二二時間で生活させた場合の、生存率の経過を検討しました。すなわち、明暗の光環境条件を一二時間ごとに交代し、地球の自転周期と同じように一日二四時間にしたグループと、明暗条件を一一時間ごとに交代し、地球の自転周期よりも短い一日二二時間にしたグループに分けたのです。

その結果、一日二二時間のグループでは、血圧が日ごとに高くなり、悪性高血圧が発症し、一日二四時間のグループよりも、早く死亡してしまいました。一日の長さが、地球の自転と同じ、二四時間であることの大切さを物語っています。

シフトワークと寿命

一九九八年、シカゴの大学から、シフトワークに相当する実験モデルと生命予後との関連をみた論文が発表されました。心不全を起こしやすいモデルハムスター（生後九週齢）の生存率を、明暗の光環境条件を、一週間ごとに昼夜逆転しながら飼育した実験群ハムスターと、通常の明暗環境条件下で飼育した対照群ハムスターとで比較しました。

その結果、実験群のハムスターが早死にすることを証明しました。その寿命は、対照群よりも一一％も短く、その背景には、血圧と心拍数のサーカディアンリズムの異常がかかわっていました。

また、死因の約半数は不整脈による突然死であったことから、この論文の著者は、**慢性的にくりかえされる昼夜の逆転（すなわち、シフトワーク）が、重症不整脈の発現しやすい状況を誘起しているの**であろうと考察しています。この実験は、心臓病などの病気を患っている人にとって、交替制勤務などのシフトワークは、健康の維持によくないことを意味しています。

心臓病でも生体リズムが保たれていれば病気にならない

たとえ心臓病があっても、心臓に二四時間の生体リズムが保たれていると、病気にならないで

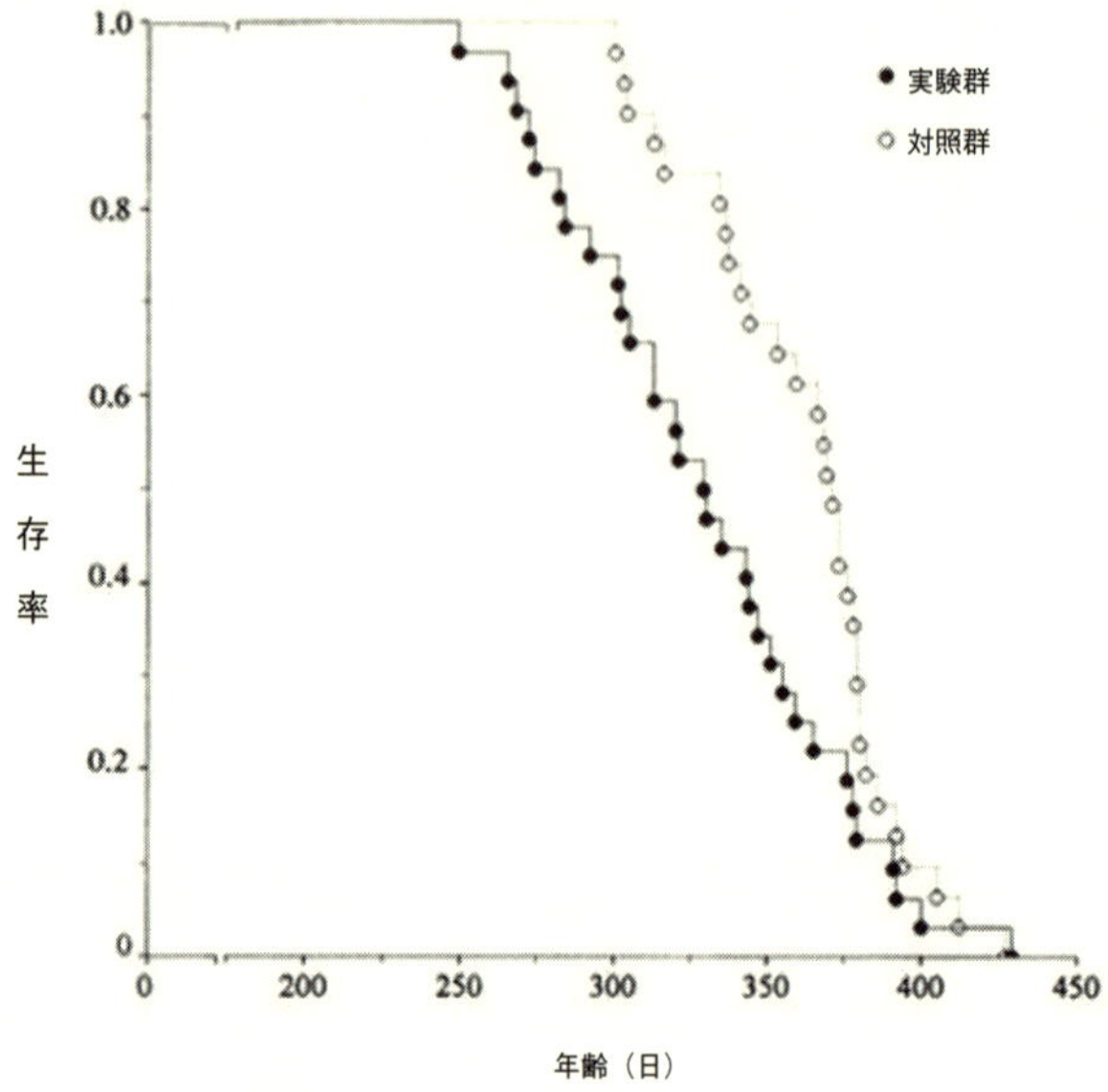

図37　シフトワークと寿命

縦軸は生存率、横軸は追跡調査した日時（年齢に相当）。シフトワークに相当する光環境（光環境を1週間ごとに昼夜逆転、図中●）では、ハムスターが早死にすることを証明した、有名な実験結果。

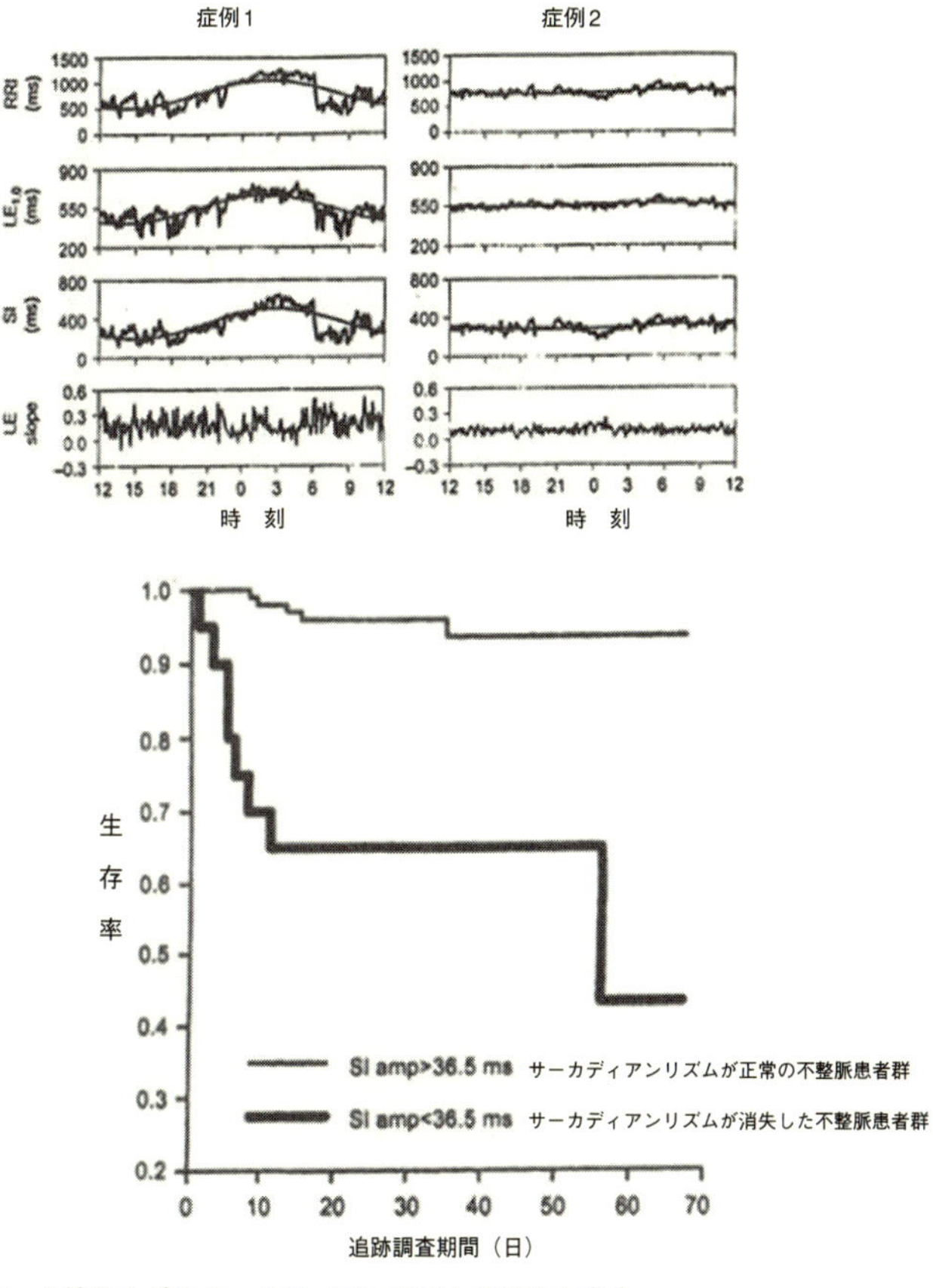

図38　心拍ゆらぎのサーカディアンリズムの消失と寿命

この図は、病気にならないための医学として、時間医学を学ぶことの必要性を示す、端的なモデルです。

上段左：心拍ゆらぎのサーカディアンリズムが正常（4つの指標のうち3つまで正常）の不整脈患者の一例。

上段右：心拍ゆらぎのサーカディアンリズムが消失した不整脈患者の一例。

下段：心拍ゆらぎのサーカディアンリズムが消失した不整脈患者では、リズムが正常の不整脈患者より早死にすることが示されている。

すむことがわかってきました。

二〇〇二年、名古屋市大の早野順一郎教授は、心房細動の心拍（正確には心電図のRR間隔）時系列をスペクトル解析し、二〇〇秒より短い周期成分（すなわち、0.005Hzより高い周波数帯域）では、まったく規則性のないランダム信号（規則性のまったくない心拍リズムを、心房細動といい、脳梗塞《こうそく》のもっとも大きな危険因子）ですが、二〇〇秒より長い周期成分（すなわち、0.005Hzより低い周波数帯域）にはフラクタル様のリズム性があることを見いだしました。

この知見は、一見したところ規則性のない心房細動という心臓リズムにも、数分単位のリズム性があり、何らかの循環調節系が不整脈の心拍数に影響し、それを調節していることを示しています。早野は、心房細動であっても、この数分単位の循環調節リズムにサーカディアンリズムが保たれている患者が、長生きできた（病後の経過がよかった）ことを明らかにしました。たとえ**不整脈があっても、生体リズムが保たれていれば、長生きすることができる**ことを実証した、たいへん興味深い論文です。

血圧リズムの異常から健康寿命を予測する

血圧の生体リズムに異常があると、脳梗塞や心筋梗塞が起こりやすいことがわかっています。東京に住む高血圧の方を対象として調査し、筆者らが、世界で最初に見つけましたが、最近、北海道や米国・台湾などの海外の住民でも、同じことが報告されています。

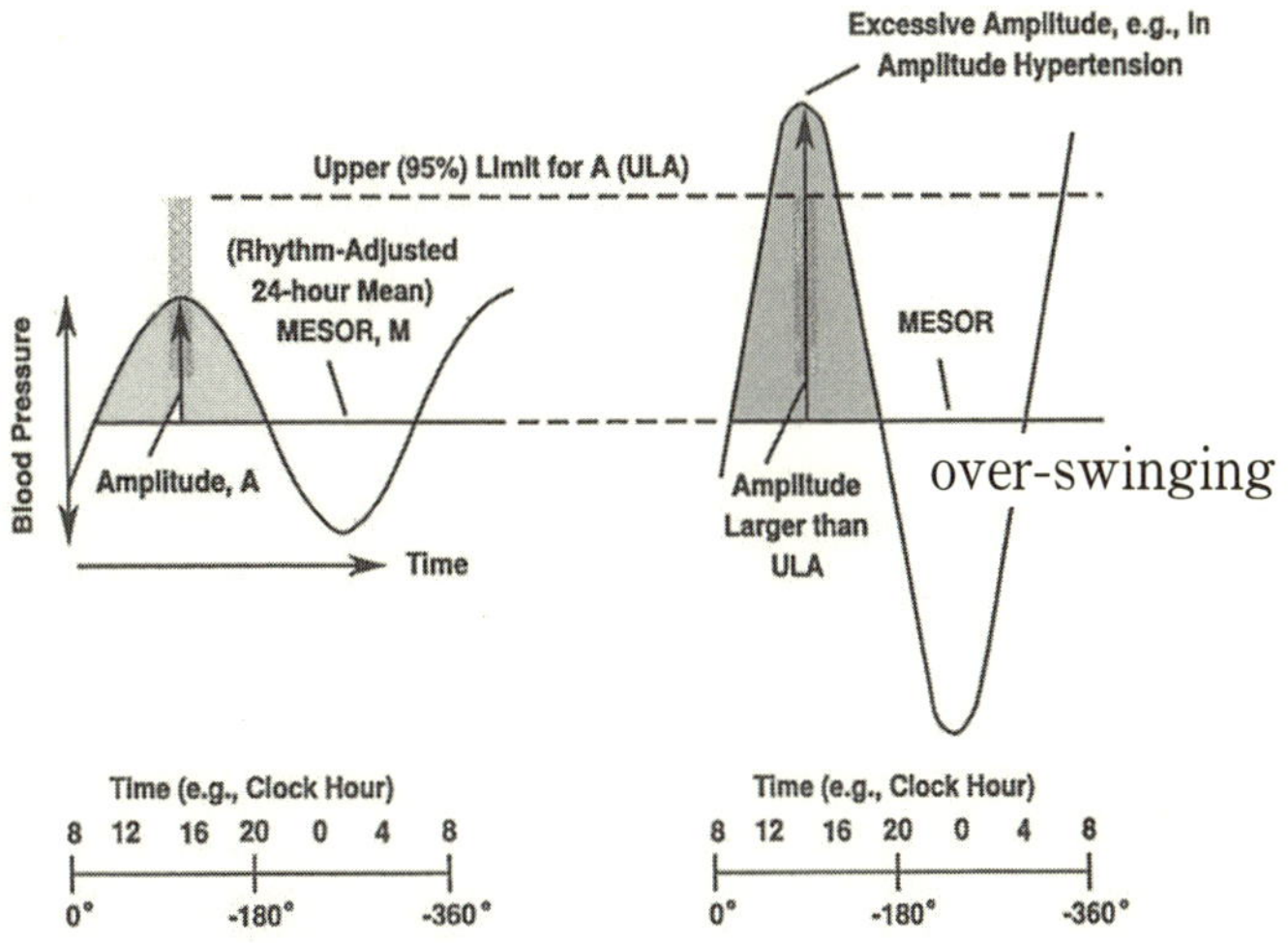

図39　血圧の過剰振動群とは？　©Halberg

血圧には、夜低く昼高いというリズムがあります。筆者らは、このリズム性が大きすぎるリズム異常を、血圧リズムの過剰振動群（over-swinging、あるいはCHAT）と称しました（本文参照）。

東京都荒川区に在住の住民を、120カ月追跡調査し、リズム異常がある住民では、脳梗塞や高血圧性腎症が、正常リズム群に比し、おのおの8.2倍と6.9倍も大きいことが見いだされました。

血圧には、夜低く昼高いというリズムがあります。筆者らは、このリズム性が大きすぎる、血圧のリズム異常に注目しました。このリズム異常を、リズムの過剰振動群（over-swinging、あるいはCHAT Circadian-Hyper-Amplitude Tension）と称しています。

東京都荒川区に在住の住民を対象に、数日間連続して、血圧を一五分間隔で記録し、血圧リズムにこのような異常があるか否かを調査しました。一二〇カ月の追跡調査の結果、血圧リズム異常がある住民では、脳梗塞と高血圧性腎症を併発する危険性（相対リスクといいます）が、正常

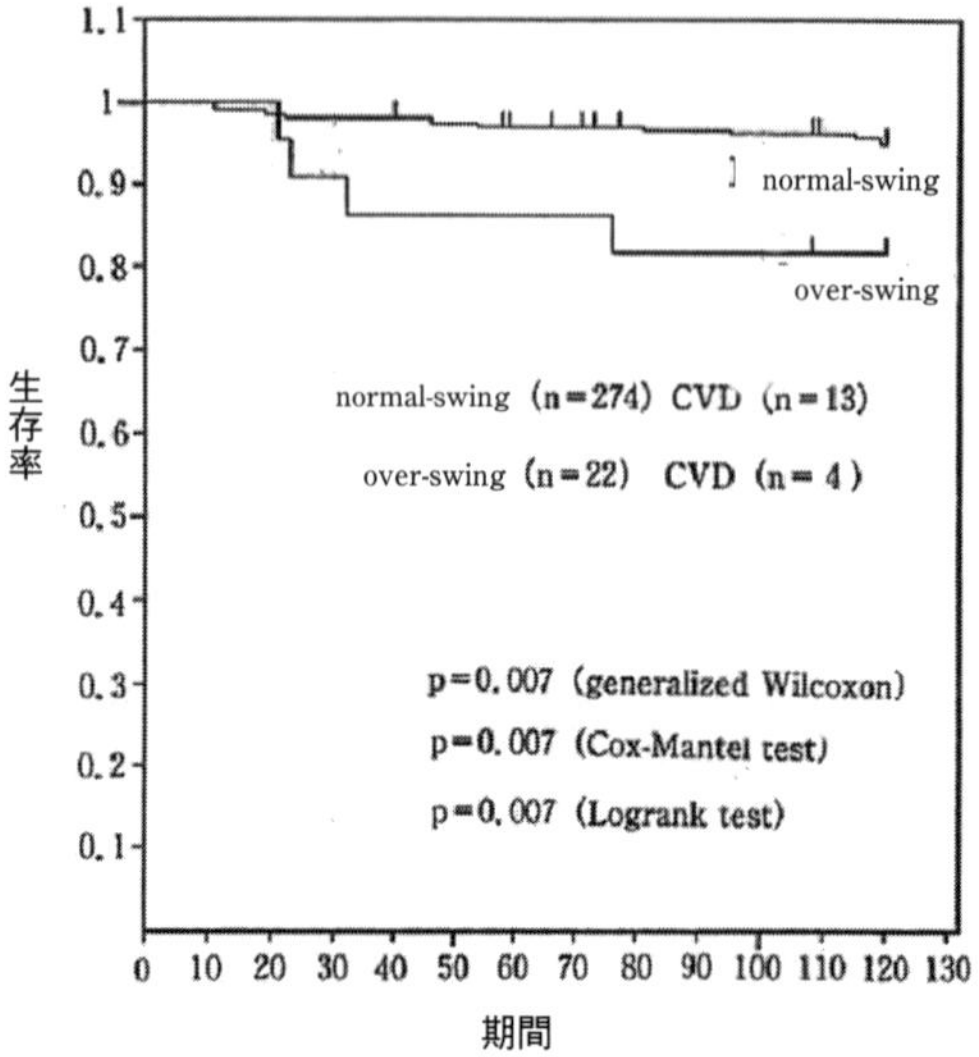

図40　血圧サーカディアンリズムの異常と脳梗塞

血圧のサーカディアンリズムが、図39のように過剰振動するという異常があると、リズムが正常の高血圧患者より、脳梗塞を発症し死亡する頻度が高いことが読みとれます（註：図の縦軸は、脳梗塞を発症せず、健康であることの頻度、すなわち生存率をあらわしています）。

リズム群に比し、おのおの八・二倍と六・九倍も大きいことを見いだしました。血圧リズムの異常が、血管系の合併症を起こしやすいことを実証した、重要な論文です。

健康寿命を予測するには、血管の動脈硬化度が有用です。上の血圧（収縮期血圧）と下の血圧（拡張期血圧）の差のことを、脈圧と呼びます。脈圧は動脈硬化度を測る物差しであると考えられています。それが60mmHg以上であると、動脈硬化が進行していることの目安になります。

筆者は、血圧リズムの異常と脈圧の増大（60mmHg以上）とが重なったときに、健康寿命をどれくらい正確に予測できるかを解析してみました。その結果、**ほぼ一〇〇%の確率で、疾病の予後を予測することができました。**みなさまも、血圧リズムに異常がないかどうか、そして動脈硬化度を測定し、健康寿命を予測してみてはいかがでしょうか。

カルシウムは骨粗しょう症にはきかない?

健康で長生きするためには、骨粗しょう症のことを識《し》っておくことが大切です。骨粗しょう症が骨折の原因であることはご存知のとおりですが、それだけではなく、骨粗しょう症があると、心臓病や脳梗塞などの生活習慣病にもなりやすいとの、研究結果が報告されているからです。最近、骨粗しょう症が、認知症の原因であることも報告されました。健康な老後を送るためには、骨粗しょう症をよく識り、その予防と治療に向けて、十分な対策を心がけることが大切です。

骨粗しょう症とは、骨が弱くなった状態の総称です。骨の成分（骨量）が少ないことと、骨の構造が粗くなり、骨が弱くなった状態のことです。二〇〇六年のガイドラインでは、骨粗しょう症とは、「骨強度の低下だけではなく、骨折の危険性が増加している状態を意味する言葉である」と定義されています。七五歳以上の高齢になると、その三〇~四〇%の人が骨粗しょう症になっていること、高齢者の骨折は認知症発症の誘引になることが紹介されています。

骨粗しょう症は、通常、何も症状がないことが多いので、その有無を知るためには、だれしも骨密度を測定することが大切です。六五歳以上では、機会あるごとに、骨密度を測ってみるのがいいでしょう。

　とくに女性は、閉経後、急激に骨強度が弱くなっていきますので、五〇歳を過ぎたら、まずは骨密度を測ることが望ましいと思います。もし骨密度が、年齢相当よりも低くなっていた場合には、その対策が必要です。

　とくに、骨折したことがある人や、自分に骨折の既往がなくとも、母親が骨折しやすかったことを記憶している人は、骨密度がさほどひどくなくとも、骨折の危険因子をもっていると考え、早めに何らかの対策を考えることが必要です。その他、多量の飲酒習慣のある人、喫煙習慣のある人、関節リウマチを患っている人で、高齢の方は、骨粗しょう症になりやすく、骨折危険因子ありとして、注意が肝要です。

　これらの骨折の危険性をもっている人は、早期に対策を心がけることが必要で、筋力の強化と、歩行のバランスを改善することが大切です。ジムに通うのもよし、健康クラブで体操を続けるのもよしですが、太極拳は、なかでもその予防効果が大きいことが知られています。

　二〇〇六年に改訂された、骨粗しょう症の予防と治療ガイドラインでは、骨強度が十分か否かを知るためには、骨密度検査とともに、骨代謝の回転速度を測るのが大切とされています。この検査は簡単で、尿や血液を採って、骨代謝マーカーを測定すればすぐにわかります。その検査で骨代謝回転が速いと出た人は、骨強度が弱いことを示していますので、それなりの治療が必要です。

　骨の強度を強くする薬剤には、アレンドロネート（商品名フォサマックとボナロン）とリセドロネート（商品名アクトネルとベネット）があり、女性ホルモン受容体に作用するラロキシフェン（商品名エビスタ）も、骨密度の増加効果と、骨折予防効果がみられることが、証明されています。痛みをともなった骨粗しょう症の場合は、その他、カルシトニン製剤（商品名エルシトニン、サーモトニン、カルシトラン）が有効とされています。

ビタミンDも骨強度を強くするのに有効ですので、ビタミンDが不足しがちな高齢者、とくに施設入所高齢者や、家庭で寝たきりになっている高齢者では、ビタミンD製剤（商品名アルファロール、ワナルファー、ロカルトロール）の補充が必要です。

またビタミンKが豊富に含まれている、納豆や緑黄色野菜を十分にとることが有効です。納豆や緑黄色野菜が嫌いな人は、ビタミンK製剤（商品名グラケー）を服用することが、骨折の予防には有効でしょう。

一方、カルシウム製剤の服用は、残念ながら、骨粗しょう症の治療あるいは骨折の予防には、その効果は期待うすと、二〇〇六年版の骨粗しょう症の予防と治療ガイドラインには記載されています。

骨粗しょう症にも時計遺伝子が関与

さて、骨粗しょう症を予防し、治療するのに、これだけ知っていれば十分といえるでしょうか。ごく最近、骨粗しょう症にも時計遺伝子が関与しているという、重要な一連の研究成果が報告されました。上述のガイドラインよりも、もっと日常的でもっと有効な事実が、豊富に含まれていますので、ここに紹介します。

骨は毎夜、新しくつくられます。

骨の成分は、多すぎても少なすぎても不都合で、弱い骨になってしまい、ついには骨折を起こしてしまいます。骨粗しょう症や、その逆の、骨の過形成にも、時計遺伝子生体リズムが関与しており、そのバランスをじょうずにとっているのが時計遺伝子なのです。

骨はその形成と吸収をバランスよくくりかえし、骨の量を一定に保っています。血液中の骨の成分（カルシウムとリン）は、昼間に増え、夜間に減少します。すなわち、骨は昼間に溶けて血液中に増え、骨は夜に新しくつくられるのです。一日のリズムで、毎日毎日、時々刻々、破壊と再生をくりかえしつつ、日々変動しているのです。このバランスが崩れると、骨粗しょう症になったり、あるいは骨の成分が過剰につくられてしまったりするのです。

骨粗しょう症があると、認知症になりやすいとか、あるいは長寿をまっとうできないという調査が相次いで報告されています。骨質を良好に保つことは、現代を生きる高齢者にとって、避けることのできない命題です。たとえば、バランスのよい骨質を保つことができず骨粗しょう症になってしまい、どこかに軽い骨折ができてしまった人は、骨の丈夫な人より、何かの原因で死亡する危険性が、二〇％も増えます。もし二カ所、骨折の場所が見つかりますと、死亡する危険性は二・五倍にもなるのです。

最近の研究から、骨質のバランスが、生体時計に操られていることがわかりました。時計遺伝子の*Per1*と*Per2*、*Cry1*と*Cry2*のいずれもが関与しているのです。*B-mal1*もかかわっているようです。これらの**時計遺伝子のいずれかに機能異常が起きると、骨が過形成する**ことが発見されました。すなわち、時計遺伝子は、骨の形成を促進する機序を抑制することにより、骨質のバランスをとっているのです。加齢とともに、なかでも女性は更年期を過ぎると、一年ごとに骨密度が低下し、骨質が弱くなっていきます。それを防ぐためには、毎日毎日、規則正しい生活を送り続けることが、何よりも大切です。

実はこの時計遺伝子の働きのすべてを、事実上支配しているホルモンがあります。これまで知られていた、女性ホルモンでもなく、副甲状腺ホルモンでもありません。**レプチン**という、食欲を調節するホルモンだったのです。

最近の研究で、このホルモンは、白色脂肪細胞から分泌されることがわかりました。脂肪から分泌されたレプチンが、脳の視床下部《ししょうかぶ》に作用し、交感神経を刺激します。刺激された交感神経の信号が、骨細胞にあるβ_2受容器に伝わりますと、時計遺伝子にその信号が連絡され、時計遺伝子群が骨の形成と吸収をバランスよく調節し、ほどよい骨質を保っているのです。肥満の人に骨粗しょう症が少ないと、以前からささやかれていましたが、その理由がわかりました。脂肪細胞から分泌されるレプチンが、骨粗しょう症を予防していたのです（ただし、肥満であることを喜んでばかりはいられません。肥満は、高血圧や心筋梗塞の重要な危険因子であるからです）。

終章

未病を識《し》る、平成養生訓

未病を識る

最近、生体リズム研究は、時計遺伝子の発見とともに、飛躍的に進歩しました。本書で紹介してきたとおり、なかでも生体リズムの乱れと生活習慣病との関連が注目されています。生体リズムが乱れると、ヒトは肥満、高血圧、高コレステロール血症、糖尿病を発症し、骨粗しょう症になりやすく、発癌の頻度が増すことが明らかにされています。それゆえ時間生物学は、今では医学にも応用され、時間診断学、時間治療学が展開され、総じて時間医学と称され、ここ数年、医師の医療の姿勢にも、飛躍的に浸透してきました。

未病は、まだ病気ではないため、見逃されがちです。未病の段階で、診療所や病院を受診する方は、まだまだ少ないのが現状です。しかし、病気になってからでは、完治するのが難しく、治療費もかさみます。読者のみなさまは、未病の知識をもって、どうぞ、十分な健康管理を図ってください。

未病か否かは、健康診断の結果だけではわかりません。多くの人は、未病に気づかずに毎日を送っています。

筆者らは、医師として、未病を早期に見いだし、本当の病気にならないよう、治療の介入を心がけています。そのため、筆者らは、二〇〇〇年からフィールド医学調査を開始しました。医師のほうから地域を訪問し、クロノミクスの立場から、地域住民の健康を総合的に評価することにより、未病を早期に発見し、病気になるのを防ごうという企てです。地域に直接訪問することから、筆者らは、このような医学をフィールド医学と呼んでいます。地域住民の心拍変動、血圧変動（七日間二四時間血圧）、ADL機能、認知機能などを追跡調査し、心脳血管死とのかかわりを探っています。地域に則した発病の危険因子を探求し、抽出することにより、保健センターの職員や地域の医師とともに、その危険因子を治療することを行っています。

宇宙にみられるさまざまな変動性に調和して、ヒトは生体リズムの発振装置を、生体時計として脳の視床下部に育みました。生体リズムには、多重の時間構造（time structures）があります。生命の営みには、この多重に存在するリズムと、フラクタル・複雑性とともに、加齢・妊娠・疾病《しっぺい》・治療などの時間の流れ（トレンドと称されます）が含まれます。本来、生体は非線形性のシステムです（ちなみに、非線形性理論は、不安定性を内在する生命現象の新しい理論として注目されています）。それゆえ、疾病を診断し治療するに際しては、通常の数理学的解析法だけではなく、本書に紹介しました、クロノミクスの概念を応用することが大切です。

フィールド医学調査の成果として、筆者らは、背景疾患、既往歴や家族歴、治療の内容、疾病の安定性などだけにとどまらず、生活スタイル、ADL機能、さらには自然環境や宗教、貧困など、文化人類学的背景をも考慮して、ヒトを総合的に機能評価し、可能なかぎり正確に診断し、可能なかぎり効率のよい治療を行うことの大切さを知りました。

仮面病を識る

仮面病の代表が仮面高血圧です。

コロンビア大学のトーマス・ピカリング（Thomas Pickering）教授が、二〇〇二年に提唱しました。診察室や健康診断の場で測定した血圧は正常血圧ですが、仕事中とか喫煙の際、高血圧になっている場合があります。仕事中の高血圧が、仮面に隠されて気がつかないことから、ピカリングは仮面高血圧と名づけました。このような高血圧状態は、通常、正常血圧と思ってしまい、医療機関を受診しないわけですから、気づかない間に、脳卒中や心筋梗塞を起こしてしまいます。

仮面高血圧は、高血圧の診断を受け降圧薬を服用している患者にもあてはまります。薬の効果は、しばしば翌朝まで持続していないことが高いのです。その結果、薬効がきれた早朝に、高血圧となります。早朝高血圧の頻度は高く、二人に一人が、早朝高血圧にあてはまります。

筆者らは携帯型血圧計を七日間連続して使用し、血圧の一週間変動性を評価しました。その結果、早朝血圧と早朝の血圧のモーニングサージが、月曜に著しく大きいことを見いだしました。筆者らはこの現象を、早朝血圧のマンデーサージと呼んでいます。活動量、精神的ストレス、生活習慣などが血圧値に影響することは、よく知られていました。労働日の血圧が休息日のそれよりも高いことも報告されています。多くの人々は土曜・日曜に休息し、仕事のストレスから解放されますが、一方、職場にもどる月曜は、仕事開始への気分変換に、精神的ストレスを感じることが少なくありません。そのため、心筋梗塞や脳卒中が月曜に多いことが報告されています。心臓性突然死も月曜に多いようです。

筆者らの観察結果は、これら心臓血管系事故が月曜に多いことの原因の一つとして、早朝血圧のマンデーサージが重要な役割を担っていることを示しています。この早朝血圧のマンデーサージも、携帯型血圧計を七日間連続して使用しなければわからなかったことです。仮面病の一つといえます。

その他、過度の飲酒も血圧に大きく影響します。食事、睡眠不足、大声の会話、コーヒー、喫煙、ストレスなども血圧を上げます。仮面高血圧のことを知り、自分でチェックしておくことが大切です。

とはいえ、携帯型血圧計を用いて、七日間連続して血圧記録をすることは、必ずしも容易なことではありません。そこで、家庭血圧計の正しい使用をお勧めします。仮面高血圧の診断と、治療効果の評価には、家庭血圧計が有用です。

家庭血圧計は、正しく使用することが肝要であり、正しい測り方を知っておくことが大切です。そのための注意事項などは、表2をご覧ください。

家庭血圧は、診療所の血圧より低くなる傾向があります。そのため135/85 mmHg以上が、高血圧と定義されています。

表2　家庭血圧（HBP）の正しい測り方

一．上腕にマンシェットを巻き、血圧計のボタンを押して血圧を測るタイプの家庭血圧計を用いる。国際高血圧学会と日本高血圧学会は、A＆D社とオムロン社の家庭血圧計が、測定精度がよいとして、その使用を勧めている。

二．朝と夜の二回計測する。朝は、起床後すぐ、排尿をすませてから。夜は就寝前、排尿をすませてから。

三．座った姿勢で測る。

四．マンシェットは利き腕と反対側（右利きの人は、左腕）の上腕に巻く。手首用、指用の家庭血圧計は使用しない。

五．マンシェットを巻いた後、しゃべらず心静かに二分待つ。その後、血圧計の自動ボタンを押し、測定する。計測は、原則的には、一度だけでよい。*

六．朝は、服薬前であるから、血圧が高く出やすい。夜は、たとえ飲酒後であっても、入浴後であっても、就寝前とする。朝の血圧も夜の血圧も135/85mmHgを超える場合は、高血圧状態である。

七．朝の二週間の平均値を計算し、その値が135/85mmHg以上の場合に、高血圧と診断される。朝だけ、135/85mmHg以上の場合は、早朝高血圧（あるいは、仮面高血圧ともいう）と診断される。

八．脈拍の二週間の平均値が七〇拍以上の場合は、頻脈であり、脈拍数を遅くするために治療の変更が必要である。

＊註：米国や欧州の高血圧学会では、五分後の再度の計測や、連続して数回測定し、その平均値をとるのがよいなどと、いくつかの議論があります。その詳細は、また別の機会に紹介したいと考えています。

生体リズムの立場からみた、薬剤の正しい飲み方

これほど医学が進歩したにもかかわらず、いまだに薬剤は、漫然と投与されています。しかし、飲む時刻で薬の効き目が変わるのです。

病気の症状や発症時刻に、サーカディアンリズムが存在することは、これまでくりかえし紹介してきました。心筋梗塞や不整脈、高血圧、あるいは喘息《ぜんそく》、コレステロール値は、増悪《ぞうお》する時間帯が決まっています。そのため、症状の増悪に合わせて投薬のタイミングを設定することは比較的に容易であり、これまで数多くの薬剤で、病気の症状や発症時刻に合わせた、投薬時刻の工夫が試みられてきました。

それとは別に、薬の効果を正しく評価するためには、次の二つの知識が必要です。このことをよく識ったうえで、薬は正しく飲みましょう。

第一は、飲んだ薬が、からだのなかにどれくらい吸収され、作用してほしい部位で、その濃度がどのように増減するか、その結果、効果がどれくらい持続するかを、よく識っておくことが必要だということです。

第二は、生体側の薬に対する感受性の変動です。薬の濃度が濃いほうがよく効くとはかぎりません。からだがその薬にどのくらい敏感に反応するかが重要です。感受性が敏感であれば、薬の濃度は薄くてもよいはずです。そのほうが、副作用が少なくてすみます。

このように、薬物の吸収と薬剤への生体の感受性は、一日を基本として、リズミカルに変動します。その結果、薬の効果には、生体リズムがみられます。

最近、後発品という薬剤が登場し、安価であるため、厚生労働省がその使用を勧めています。しかし、残念ながら後発品では、薬のこの二つの実態が、まだ十分には証明されていません。たとえ同じ成分の薬であっても、その薬を包む材料（薬は、薬剤そのものを何かの物質で包んで薬としています）が異なりますと、からだのなかへの吸収度や、その効果がどれくらい持続するのか、あるいは、作用してほしい部位にきちんと作用するのか、などが異なります。はたまた、薬の効果の生体リズムが、先発品と同じであるのかなど、実証されていないのが現状です。

生体リズムの立場から、薬剤の正しい飲み方を研究する学問は、「**時間治療学**」と呼ばれ、最近、大きく進歩しました。そこで本章では、薬の正しい飲み方について、商品名を挙げて、そのいくつかを紹介したいと思います。

(1) コレステロールが高い場合の正しい薬の飲み方

血中のコレステロールや、中性脂肪が増加した状態を、高脂血症*といいます。自覚症状は何もないのですが、心筋梗塞や脳梗塞の原因になることが、数多くの疫学調査で実証されています。その予防のために、コレステロールの治療は重要です。コレステロールや中性脂肪を検査するには、早朝空腹時に採血をすることが必要です。空腹時とは、一四時間以上の絶食状態をいいます。

前日は禁酒して、採血をすることが条件です。総コレステロールが220mg/dl以上の場合、悪玉コレステロール（LDLコレステロール）が140mg/dl以上の場合、善玉コレステロール（HDLコレステロール）が40mg/dl未満の場合、中性脂肪が150mg/dl以上の場合を、高脂血症といいます。

コレステロールの生合成は、生体リズムの影響を受け、夜、その合成が高まります。そのため、コレステロールが高い患者の治療に用いられる、スタチン（HMG-CoA還元酵素阻害薬のこと）は、朝の服薬よりも、**夜の服薬**のほうが、効果が大きいはずです。

ところが、脂溶性の薬剤では、夜の服薬は、朝の服薬に比し腸管からの吸収効率が悪いため、夜に服薬しても、実際にはその効果に大きな差を認めることができません。スタチンの多くは、脂溶性であるため、時間治療の効果が少ないのです。

その点、数少ない水溶性スタチンである、プラバスタチン（商品名メバロチン）とロスバスタチン（商品名クレストール）には、時間治療の効果が期待できます。コレステロールが高くてお悩みの方は、ぜひ、メバロチンかクレストールの、夜の服薬を試してみてはいかがでしょう。

＊註：最近、コレステロールや中性脂肪が高くなくても、脂質代謝に異常がある場合もあるため、これを「脂質代謝異常症」と称するほうがよいと考えられるようになりました。「高脂血症」の名称とともに用いられています。

(2) 血圧を下げる薬の正しい飲み方

国民の三〇％もの人が高血圧です。その九〇％は、遺伝的要因と不適切な生活習慣が原因です。脳出血や脳梗塞、あるいは心筋梗塞の主たる原因ですので、きちんと治療することが必要です。自覚症状がないことが多いので、機会あるごとに血圧を測定し、正しい診断を受けることが大切です。まずは病院での測定値を、140/90 mmHg 未満にすること、次いで、朝と就寝前の家庭血圧を135/85 mmHg 未満にすることを心がけましょう。

一般的には、心臓病や脳卒中は早朝に発現する頻度が高く、その背景にはさまざまな要因が関与していますが、その一つに朝の一過性の高血圧が知られています。早朝には、しばしば著しい血圧上昇がみられ、血圧のモーニングサージと呼ばれています。それが心筋梗塞や脳梗塞の引きがねになるため、高血圧治療においては、いかにこのモーニングサージを抑制するかが治療のポイントです。

通常、降圧薬は朝に服用しますが、それで朝の高血圧が予防できない場合は、夕食後にも追加して服用することが有用です。しかし、薬剤は水溶性であったり、脂溶性であったり、その薬剤としての特徴はさまざまです。ですから、薬剤ごとにその効果を実証していくことが必要です。そのため、具体的に証明されている（エビデンスのある）薬の飲み方を、以下に紹介したいと思います。

朝の服薬よりも、夜の服薬のほうが、効果が大きい薬剤があります。自治医大の藤村昭夫教授らは、アンジオテンシン変換酵素（ACE）阻害薬、テモカプリル（商品名タナトリル）を朝一回あるいは夕一回投与した場合の、降圧効果を比較しました。その結果、夕食後に服薬した場合のほうが、降圧効果が大きく、その効果の持続も長く、その結果、心臓肥大を予防する効果が大きかったことを実証しました。

通常どおりに服薬していても、血圧が十分には下がらない場合には、ACE阻害薬ペリンドプリル（商品名コバシル）、あるいはアンジオテンシン受容体拮抗薬《きっこうやく》ARBのバルサルタン（商品名デイオバン）を、朝一回追加して服薬することが有効です。

筆者らは、通常の治療では十分な血圧調節ができなかった六五歳以上の高齢者を対象として、朝一回、ACE阻害薬コバシルを追加投与し、家庭血圧を用いて、その効果を調査しました。また、通常の治療では十分な血圧調節ができなかった高血圧患者に、朝一回、アンジオテンシン受容体阻害薬のデイオバンを追加投与し、同じように、家庭血圧を用いて、その効果を調査しました。その結果いずれの薬剤も、朝の高血圧が十分に治療できることを確認しました。

実験的研究では、アンジオテンシンが生体リズムを阻害し、生体リズムを消失させること、アンジオテンシンの作用を抑制する、ACE阻害薬やアンジオテンシン受容体拮抗薬を投与することにより、生体リズムが回復することが知られています。

そのため、コバシルもデイオバンも、生体リズムを改善することにより、血圧を下げる効果が長く持続するように働いたと推測されます。

筆者らの最近の調査研究から、ARBのカンデサルタン（商品名ブロプレス）にも、同様の効果があると推測しています。

カルシウム拮抗薬も有効です。筆者らの研究では、アンジオテンシン受容体拮抗薬だけでは十分な血圧調節ができていなかった高血圧患者に、さらにカルシウム拮抗薬のベニジピン（商品名コニール）を、朝一回、追加投与しました。その結果、朝の高血圧がみちがえるように改善されました。朝の高血圧が改善されただけではなく、大動脈の動脈硬化と頸動脈の動脈硬化を、あわせて改善することにも成功しました。さらに驚いたことには、高血圧患者に少なからず観察される、抑うつ気分をも改善したのです。それはカルシウム拮抗薬であるコニールに、生体リズムを改善する作用があるためと推測しています。

また、心拍のゆらぎ解析の結果、コニールが心拍のゆらぎを改善し、十分な睡眠と十分な休息をもたらしていることが見いだされました。休息が十分に得られたことが、抑うつ気分を改善したと推察しています。

抑うつ気分の改善は、前述のデイオバンでもみられました。筆者は、病気にならないための治療のコツとして、これら、**生体リズムの改善効果をもつ降圧薬**に注目しています。

（3）塩分は朝・昼食時に少なく、夕食時に多くとるならＯＫ

食塩を過剰に摂取すると血圧が上昇し、高血圧になりやすいことが指摘されています。現在、わが国では、平均して、一人一日一一～一二gの食塩が摂取されています。人類の歴史からすると、いにしえの人は一日〇・五～三gの食塩しか摂取していなかったようです。このことを考えますと、厳しい減塩も可能のように思いますが、わが国ではほとんどの加工食品に食塩が加えられていますので、厳しい減塩を試みることは事実上、容易ではありません。そこで日本高血圧学会も、一日六g未満の食塩制限を推奨しています。それとともに、血圧を下げる効果をもつ、カリウムやマグネシウム、あるいはカルシウムを十分に摂取すること、食物繊維の多く含まれた食品を摂取することを勧めています。

食塩を摂取すると血圧が上昇するといわれていますが、上昇の程度には個人差があります。この上昇の程度が大きい人のことを、食塩感受性があるといいます。一般に、家族や親族に高血圧の人がいますと食塩感受性が大きく、また加齢とともに、食塩感受性が亢進し、高齢者の多くは食塩高感受性です。食塩高感受性の人は、心筋梗塞や脳卒中になりやすいので、できるだけ減塩を心がけ、高血圧の薬をきちんと服用することが大切です。

この食塩感受性を発見したのは、九州大学名誉教授の川崎晃一博士でした。川崎博士は時間生物学にも造詣《ぞうけい》が深く、食塩による血圧上昇と食塩摂取時刻との関連を研究しました。若者を対象として、一日一二gの食塩を摂取させました。通常の食事習慣のごとく、朝食・昼食・夕食時におのおの、二g・五g・五gの食塩を摂取させたA群と、主として昼食時に食塩を多く摂取させ

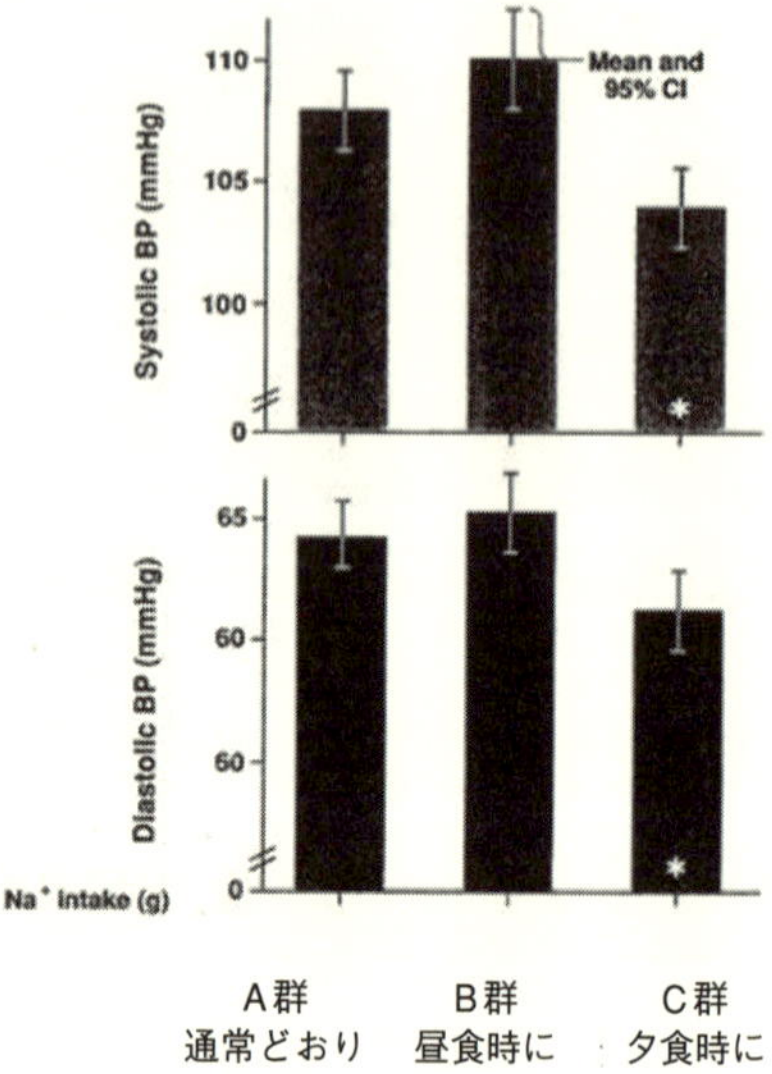

図41　塩分をとりすぎると高血圧になる、は本当？　©Halberg

九州大学名誉教授の川崎晃一博士は、1日12gの食塩を摂取させ、血圧への影響を検討しました。通常の食事習慣のごとく、朝食・昼食・夕食時におのおの、２g・５g・５gの食塩を摂取させたA群と、主として昼食時に食塩を多く摂取させたB群（おのおの、２g・８g・２g）と、主として夕食時に食塩を多く摂取させたC群（おのおの、２g・２g・８g）の3群を比較しました。

その結果、A群に比しB群の血圧が高く、A群に比しC群の血圧が低いことがわかりました。すなわち、１日12gと食塩摂取が大であっても、朝・昼食時の食塩量を少なくし、夕食時に多くとると、血圧は通常の食事習慣よりも、低くなることが発見されたのです。

たB群（おのおの、二g・八g・二g）と、主として夕食時に食塩を多く摂取させたC群（おのおの、二g・二g・八g）の三群を比較しました。その結果、A群に比しB群の血圧が高く、A群に比しC群の血圧が低いことが観察できました。すなわち、一日一二gという多めの食塩摂取であっても、昼食時に多くとると血圧は上がるものの、一方、朝・昼食時の食塩量を少なくし、夕食時に多くとると、血圧は通常の食事習慣のときよりも、低くなることが見いだされたのです。**「時間生物学的に適切な食塩摂取が、血圧を下げる」**ことを示した、大発見でした。

(4) 心筋梗塞を防ぐ薬

心筋梗塞や狭心症は、圧倒的に朝に多いことが知られています。そのため、心筋梗塞を防ぐ薬は、朝に服用することが大切です。

朝の仕事開始の準備に忙しく、つい、朝の服薬を忘れてしまうことはありませんか。これこそ重大事です。起床して立ち上がるとともに、血圧と脈拍数は急激に増大します。そのため、心臓はより多くの酸素濃度を必要とします。

心臓に酸素を送る冠動脈は、急激な寒さや喫煙などで痙攣《けいれん》し、糸のように細くなってしまうことがあります。そのため、心臓への血液が完全に途絶えてしまい、心筋梗塞や狭心症を引き起こし、突然死の原因にもなります。圧倒的に日本人や中国人などのアジア人に多いのですが、その理由はよくわかっていません。この冠動脈の痙攣は、朝早く起こります。たいへんに危険な状態ですので、これまで数多くの研究が重ねられてきました。その結果、この痙攣には特効薬があることがわかりました。カルシウム拮抗薬という薬です。なかでもニフェジピン（商品名アダラート）、デイルチアゼム（商品名ヘルベッサー）、ベニジピン（商品名コニール）が有効です。これらの薬を飲んでいる方は、決して、朝の服薬を忘れないことが大切です。

また、血液を固まらせるプラスミノーゲン・アクチベーター・インヒビター1（パイワン、PAI-1）には明瞭なサーカディアンリズムが認められ、早朝に著しい上昇を示し、朝、血液を固まらせて、心筋梗塞や脳卒中を引き起こします（第三章参照）。ですから、**心筋梗塞を防ぐ薬は、朝、忘れずに服薬することが**大切です。

ワンポイントアドバイスです。心筋梗塞や狭心症は、夕刻にも多いことを知っておきましょう。朝とともに、夕刻の服薬も大切です。

（5）メタボリック症候群の治療、生体リズムを考慮した服薬の工夫

生活習慣病の根本的な治療薬として、今、ピーパーガンマ（PPAR γ）作働薬が注目されています。チアゾリジン誘導体でピオグリタゾン（商品名アクトス）として販売されています。ピーパーガンマは細胞の核内に存在する受容体です。

肥満を生じる脂肪は、食事からの摂取量、体内での合成、体内貯蔵庫からの分解など、さまざまな機序で、血液中の濃度を、多すぎず、少なすぎずに維持することができます。こうした何重

にも備わっている脂質調節機構のなかで、もっとも重要な調節因子がピーパーガンマです。

ピーパーガンマは、このように肥満を調節しているだけではありません。血糖を調節するインスリンの感受性を高め、糖尿病を予防すること、血管にも直接作用し血管の働きを助け、動脈硬化を予防すること、高血圧にしばしば合併する心肥大を予防し改善すること、あるいはT細胞・B細胞・マクロファージなどの各種の免疫細胞の働きを適切な強さに調節する免疫系調節作用があることなど、生活習慣病の、いわば万能薬として、今、ピーパーガンマ作働薬が注目されています。

さて、このピーパーガンマの生合成を支配し、その働きを調節しているのが、時計遺伝子*Bmal1*です。ピーパーガンマの発現は、活動期に上昇し、休息期に低下する、明瞭なサーカディアンリズムを示します。ですから、ピオグリタゾンは、その効能・効果を高めるには、朝に服薬することが重要です。

(6) 骨粗しょう症の治療

急速に高齢化が進んできたわが国においては、骨粗しょう症の患者が増え、現時点で、一一〇〇万人を超えると推測されています。骨粗しょう症とは、骨の強度が低下し、骨折の危険性が増大した、骨の病的老化のことです。

骨粗しょう症の予防には、成長期に十分に骨量を増加させること、女性では、閉経後に急速に骨量が減少しますので、それを早期にスクリーニングし、骨量のさらなる減少を予防するように工夫すること、骨量がすでに減少している高齢者では、骨量の維持とともに転倒予防を図ること、が重要です。そのためには、適切な食事指導と運動指導とともに、正しい薬物治療が必要です。

さて、骨粗しょう症の薬やサプリメントが、いろいろ販売されていますが、骨粗しょう症の病因は多岐にわたるため、その患者ごとに病因を解析し、個人に見合った治療を試みることが大切です。

骨粗しょう症の薬については、すでに第七章で紹介したとおりです。骨は夜つくられます。骨質のバランスが、時計遺伝子に操られているわけですから、骨粗しょう症の薬も、服薬時刻によって異なることが予想されます。時間治療の立場からの検討は、残念ながら、まだ十分ではありませんが、自治医大の藤村昭夫教授と鶴岡秀一博士により、いくつかの研究成果が報告されています。

ビタミンDが、骨質のバランスをよくすることは、ご存知のとおりですが、さて、いつ服用すると、もっとも効果的でしょうか。骨は持続的な形成と吸収（骨リモデリング）をバランスよくくりかえしている組織であり、この代謝回転にも日内リズムが存在します。骨形成はヒトでは夜間に増加します。そのため、朝よりも、夜に服用すると、骨量の増加（治療効果）が大きく、その副作用も少ないのです。また、骨吸収抑制薬（すなわち、血中のカルシウム濃度を低くする作用をもつ骨粗しょう症薬）のカルシトニンの効果も同様です。血液中のカルシウム濃度が低い、夜に服用すると、その効果が数倍大きいことが報告されています。

(7) その他の薬の正しい飲み方

その他、喘息は夜から朝に悪くなります。蕁麻疹《じんましん》も夕方から夜に出ることが多いので、喘息や蕁麻疹の薬は、夕刻に服用することが有効です。痛みを麻痺《まひ》させる内因性麻薬（オピオイド活性）は、夜に少なくなります。そのため、痛みは夜間に敏感になり、痛みの強さは昼間に比し、夜間に強くなります。

一方、リウマチの症状は、関節痛・こわばり・握力などを指標にした場合、深夜から早朝にかけてあらわれ、午後に軽くなりますが、リウマチ性股関節症は夜に多く発症します。痛みの種類や場所によって、さまざまですから、鎮痛のために、いつの服薬が最適かは、個別に対応することが必要です。

最近、リウマチの治療や、あるいは自己免疫疾患の治療に、タクロリムスという薬剤が用いられます。タクロリムスの効果は、夜より朝に投与するほうが、圧倒的に有効です。しかし、残念なことには、このことを知らない医師も多いのが現状です。一方、タクロリムスと似た作用をもつ、シクロスポリンという薬は、朝より夜の投薬が有効です。免疫の種々の段階に応じて、そのリズムの位相が異なるからです。このように、免疫機能の日周リズムと免疫調整薬の薬物動態の日周リズムを考慮した、時間治療が必要です。

服薬時刻の違いによりどのような効果の差が得られるかは、まだすべての薬剤で検証されているわけではありませんが、服薬時刻を変えることによって、その効果を高めることができ、また薬剤の数や量を減らすことが可能です。

薬が生体リズムにどのような影響を及ぼすのか、今後明らかにされ、治療の現場に応用されていくことが期待されます。

生体リズムをまもるための養生訓

ところで、自律神経の働きを高めるためには、どのようにすればよいのでしょうか。もうおわかりでしょう。生体リズムを整えることこそ、大切です。

くりかえしになりますが、大阪大学の永井らのグループは、生体時計が自律神経の働きを統括していると考えています。たとえば、ラベンダーの香りは、心を落ち着かせ、からだを休ませる作用（副交感神経刺激作用）がありますが、この効果は夜に大きいことを見いだしました。生体時計である脳の時計を壊すと、このラベンダーの作用がなくなってしまったのです。一方、グレープフルーツの香りは、心を奮い立たせ、からだを温かくする作用（交感神経刺激作用）がありますが、この効果は朝に大きいことを見いだしました。同様に、脳の生体時計を壊すと、このグレープフルーツの作用がなくなってしまったのです。さまざまな香りに接するのにも、もっとも適切な時刻があるというわけです。

ではここで、生体リズムを守るための養生訓をまとめてみましょう。生体リズムをまもるには、いくつかのコツがあります。

その一は、太陽光です。光の強さ（照度）と、その持続時間の積が、大きいほど、生体リズムを強くまもることができます。ヒトの場合は、朝の時間帯に光を浴びることが大切です。

その二は、食事です。一日の一定時刻に食事をとる習慣が大切です。なかでも朝食の時刻を一定にすることが有効です。

その三は、適切な睡眠時間の確保と、起床時刻を一定にすることです。ヒトは起床後、日差しを浴びてから、一五〜一六時間後に眠くなるように、生体リズムが設定されています。友人とのつき合いで、就寝時刻が遅くなっても、起床時刻は一定にするよう努めましょう。

その四は、朝の適度の交感神経緊張です。朝に飲むおいしい緑茶やコーヒーがこれに相当します。朝のグレープフルーツもよいでしょう。朝の散歩は、なおさらに好都合です。日光浴との相乗効果で、一石二鳥です。

その五は、社会的な接触をもつことです。たとえリタイアした方でも、何らかの形で社会活動を続け、規則的な生活リズムをつくることは、生体リズムをまもるコツの一つです。亜北極圏に住む人々の冬は、日照時間が短く、ほとんど日差しを浴びることができません。そのため、うつ状態になることが多く、冬季うつ病と呼ばれています。ところが、この地域に住む人々でも、たとえば陸軍兵士にはうつ病がみられません。規則的な起床と就寝という、兵役の生活リズムがそれを予防しているのです。

その六は、時刻の認知です。「今、何時かな」と、ときどき時計をみて、時刻を確認することが有用です。その他、昼と夜に適度の寒暖のメリハリをつけることや、適度の騒音‐静寂リズムをつくることも有効であるとされています。

仮面病を見極め、未病を識るための工夫がわかりましたでしょうか。

生体リズムをまもり、自律神経・ホルモン・免疫の働きを高める。こうしたことこそ大切なのです。ここに紹介した六項目を、どうぞ一つでも多く実行してください。

おわりに――リハビリからプリハビリへ

「リハビリ（rehabilitation）」とは、文字どおり「機能（ability）」を再びということを意味します。しかし、脳卒中で一度失った手脚の機能を、取り戻すことは至難の業です。それよりも、「機能（ability）」を「保つ（preserve）」ことのほうが、格段に重要です。このことを筆者は「**プリハビリテーション**（prehabilitation）」と呼んでいます。筆者が求めている、時間医学とフィールド医学の接点が、ここにあります。

「プリハビリテーション」には三つの概念を含みます。

一つは、クロノミクスを基本に調査データを解析することです。手に入れたデータは、そのまま眺めても、その実像を見極めることは、なかなか困難です。それを、クロノミクス（すなわち、線形・非線形・トレンド解析）を用いて、いわば煮たり焼いたり、いろいろと工夫を凝らして料理することが肝要です。その背景にある環境要因を解読し、それに介入することが大切です。

二つ目は、フィールドの対象が、必ずしも病人とはかぎらないことです。病気の発症を予測し、医学的介入を加えていくことに主眼をおいています。すなわち、「プリハビリテーション」とは「未病」に着眼し、「未病」への介入に大きなウェイトをおいていることが、大きな特徴です。

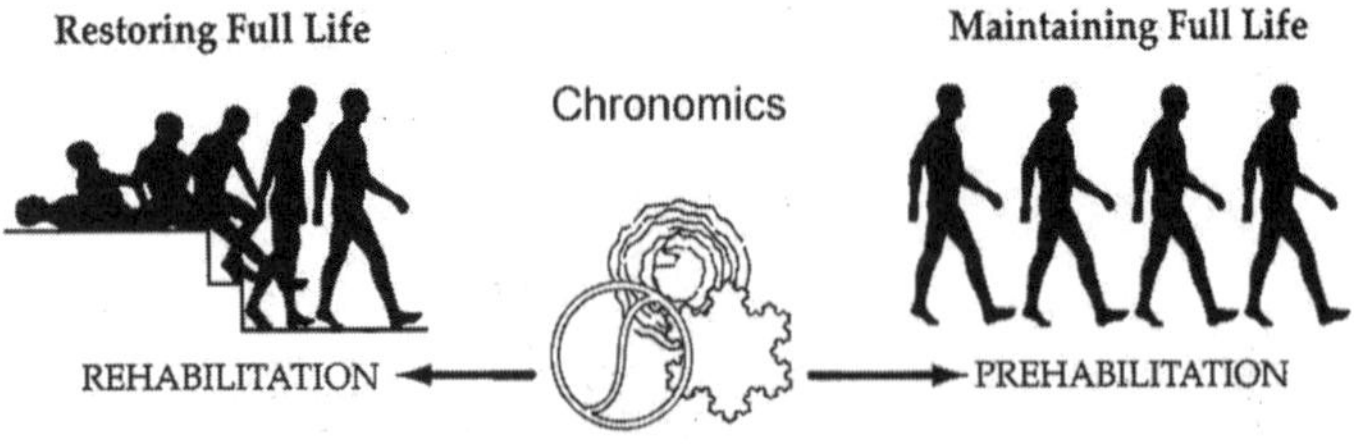

図42　プリハビリテーションを可能にするクロノミクス　©Halberg
「リハビリ（rehabilitation）」とは、文字どおり「機能（ability）」を再びということを意味します。しかし、たとえば、脳卒中で一度失った手脚の機能を、もとの元気な状態にまで復帰することは至難の業です。それゆえ、「機能（ability）」を「保つ（preserve）」ことに工夫することのほうが、格段に重要です。このことを筆者は「プリハビリテーション（prehabilitation）」と呼んでいます。
とはいえ、病気になりやすい人、未病や仮面病の人を見いだすことは、なかなか容易ではありません。手に入れたデータは、そのまま眺めても、その実像を見極めることは、なかなか困難です。それを、クロノミクス（すなわち、線形・非線形・トレンド解析、第六章194頁を参照）を用いて、いわば煮たり焼いたり、いろいろと工夫を凝らして料理することが肝要です。

三つ目は、地域に即した診断手法を見いだして導入し、地域に即した医学的介入のあり方を確立することを目的としている点であります。人はみな、風土や文化が異なる背景のなかで生活しています。正しく診断し、適切に治療するためには、文化人類学的な立場で、総合的に未病を見つめることこそが、肝要であろうと考えています。

ここにヒトがあることの意味は、まだわれわれの科学では明らかにされていません。「なぜわれわれは、宇宙のなかのほんの塵《ちり》のような地球で、生命を育み、また、消えていくのでしょう」。この意味をいつか科学の眼でみることができる日がくると願っています。今は、時空間に浮かぶ生命を大切にしたいと思います。そのためには、時計遺伝子研究という要素還元論的アプローチと、複雑なシステムとして生命を見つめるフィールド医学という手法の二つを、並行して駆使し、生命と健康を見つめていきたいと思っています。

この書に紹介した研究内容の多くは、ミネソタ大学のフランツ・ハルバーグ教授に教えをいただいたものです。あらためて、ハルバーグ教授のご指導に深謝します。

最後に、本書を著すにあたり、わかりやすく書き下ろすことの大切さと、その極意を教えてくださった、ミシマ社の三島邦弘氏に、心より感謝申し上げます。

二〇〇七年十一月

大塚邦明

解説——生体リズムについての三〇の質問の解説

設問1、2、3　心筋梗塞・脳梗塞・突然死は、ストレスの多かった日の「夜」に起こりやすい。	いいえ
心筋梗塞・脳梗塞・突然死がもっとも起こりやすいのは朝です。朝に血圧が急に高くなること、血液が固まりやすく溶けにくくなること、不整脈の発現を抑制する、自律神経の副交感神経系の働きが低下することなどが、その原因です。その背景には、生体リズムがあり、時計遺伝子*Per2*がかかわっています（時計遺伝子*Per2*についての詳細は、第二章「生体リズムをつくる時計遺伝子」の項を参照）。	
設問4　血圧は、ストレスの多かった日の「夜」にもっとも高くなる。	いいえ
血圧がもっとも高くなるのは、早朝の起床後の一〜二時間です。	
設問5　医師に、血圧が正常ですねと言われれば、血圧はもう安心。	いいえ
診療所で、血圧が正常ですねと言われても、自宅での血圧や仕事中の血圧が、まだ高い人は数多くみられます。とくに高血圧で薬を飲んでいる人では、診療所での血圧が正常であっても、その二人に一人は、早朝の高血圧が残っています。家庭血圧の必要性と重要性がここにあります。	

設問6　血圧は、土曜・日曜よりも月曜に高い。	はい
血圧は、休息日の土曜・日曜に低く、仕事が始まる月曜・火曜に高くなります。朝の血圧上昇は一過性で、起床後一～二時間続きますが、これを医学用語では、血圧のモーニングサージといいます。この血圧モーニングサージも、休息日の土曜・日曜に低く、月曜・火曜に高くなる、明瞭な一週間の変動リズムを示します。高血圧の方は、とくに月曜・火曜に薬を飲み忘れないようにしましょう。	
設問7　血圧は、冬よりも夏に高い。	いいえ
血圧は夏に低く、冬に高くなります。これには個人差があり、冬と夏の差がほとんどない方と、20～30mmHgも違う方があります。なかには、春と秋に比べて、冬と夏に高い方もいます。家庭血圧で、ご自分の血圧変化のパターンを知り、医師によく相談することが大切です（図43）。	
設問8　家庭血圧は、時間がゆっくりとれる夕方に測るのがよい。	いいえ
家庭血圧では朝、起床後すぐと、夜、就寝前の二回、測定することが必要です。朝は、排尿をすませた後、すぐに座位をとり、マンシェットを利き腕と反対側に巻いた後、心静かに、しゃべりもせず、二分待ちます。その後、血圧計のボタンを押して、自動で測定してください。国際高血圧学会では、家庭血圧計の精度を厳格に審査しています。どの血圧	

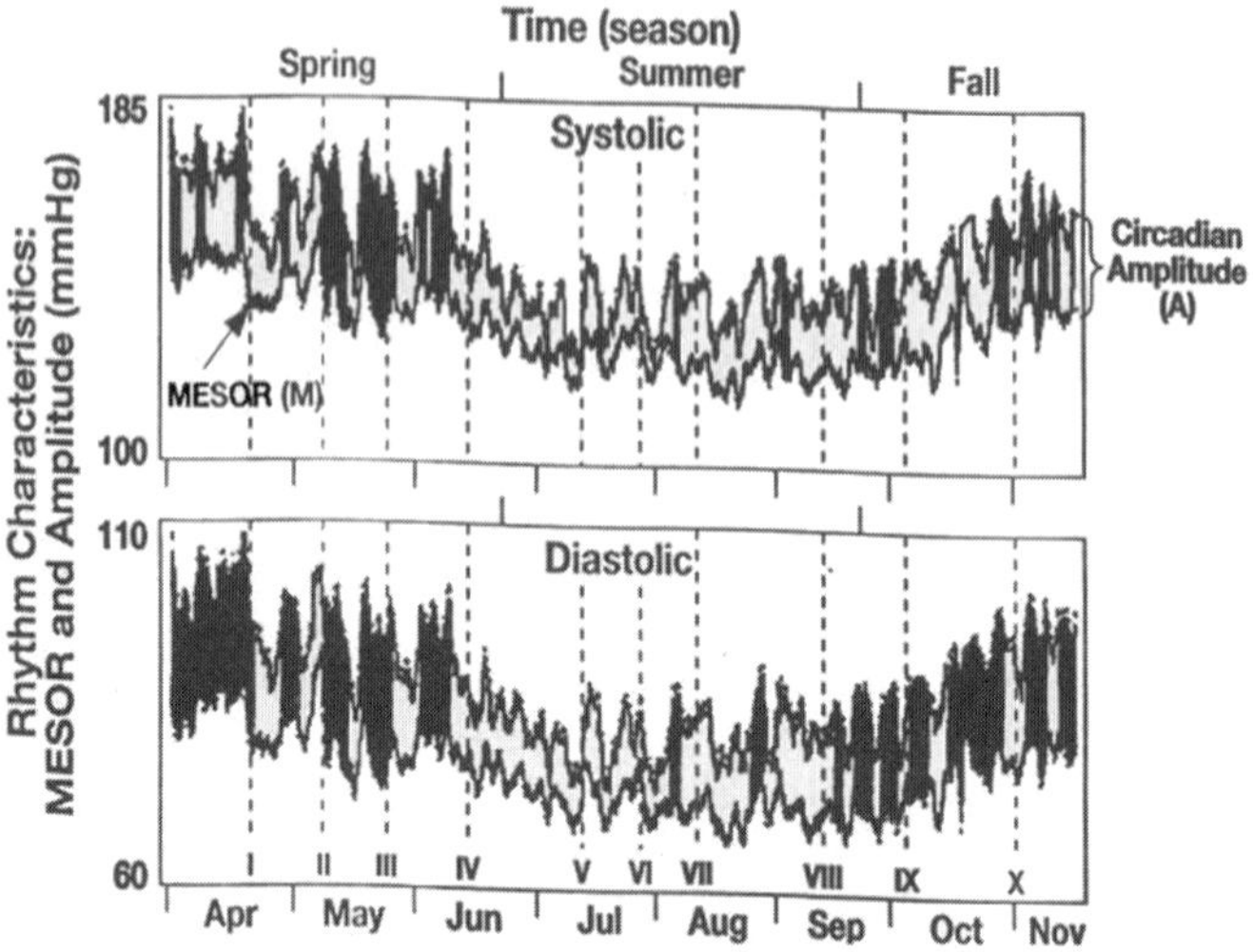

図43　24時間血圧記録で観察された、血圧の季節変動の特徴　©Halberg

脳梗塞を起こしやすい血圧の特徴は、血圧のレベルが高いことと、血圧の変動が大きいことの2つです。一般に、血圧は冬に高く、血圧変動性も冬に大きいといわれています。そこで、30分間隔での自動血圧測定を、1日だけではなく、1998年4月初旬から11月下旬まで、毎日連続して記録し、血圧のレベルと血圧変動の変化を観察しました。この図はその一例です。

図の上段は収縮期血圧、図の下段は拡張期血圧の経時的変動を、帯状の変化として示しています。その帯状のグラフの下端は、1日ごとに計算した、血圧の平均値を示します。したがって、帯状のグラフの下端の推移は、季節にともない、血圧がどのように高くなり、そして低くなっていくかをあらわしています。

一方、帯状のグラフの帯の広さ（すなわち、上端と下端の差）は、1日ごとに計算した血圧の変動の大きさをあらわしています。したがって、帯の広さの経時的推移は、血圧の変動性が、季節とともに、どのように変化していくかをあらわします。その帯のなかで、黒く描かれている部分は、血圧の変動性が大きすぎることを示します。これほど血圧変動が大きいと、もしこのまま治療せずに放置してしまった場合、脳卒中や心筋梗塞、あるいは高血圧性の腎臓病が発症する確率が、3～5倍にもなることが明らかにされていますので、要注意です。

この図から、収縮期血圧も拡張期血圧も、血圧は夏に比べて冬に高く、血圧の変動性も、同様に夏に比べて冬に高いことが示されています。脳卒中や心筋梗塞を引きおこす、「過剰の血圧変動」も、夏に比べて、冬に高いことが読みとれます。

計でもよいというわけではありません。わが国で販売されている血圧計では、Ａ＆Ｄ社の家庭血圧計か、オムロン社のものが推奨されています。夜は、飲酒後であっても、入浴後であっても、とにかく就寝前に、排尿をすませた後、すぐに座位をとり、朝の測定と同様に、心静かに二分待ちます。その後、血圧計のボタンを押して、自動で測定してください。朝も夜も、その測定値が135/85 mmHg以上だと、高血圧と診断され、それぞれ朝の高血圧、夜の高血圧ということになります。	
設問9　血圧の薬は、朝に服用するのがもっとも有効である。	いいえ
薬剤によって、服薬時刻でその効果が異なります。多くは、朝食後の服薬でよいのですが、ＡＣＥ阻害薬などは、夕食後の服薬のほうが効果が大きいことが知られています。かかりつけの医師に相談しましょう。	
設問10　グレープフルーツの香りは、朝食後に匂ぐのが健康によい。	はい
グレープフルーツの香りは、自律神経の交感神経を刺激し、エネルギーの貯蔵庫である褐色脂肪を燃やし、からだを温かくし、脂肪が燃える結果、体重を減少させる作用があることが知られています。この作用は、脳の生体時計を介してその効果があらわれますので、夕方よりも朝のほうが有効です。「グレープフルーツの香りは、朝食後に匂ぐのが健康によい」が正解です。ただ、血圧を上げる作用もありますので、高血圧の方は、ほどほどに。	

設問11　ラベンダーの香りは、就寝前に匂ぐのが健康によい。	はい
グレープフルーツの香りとは対照的に、ラベンダーの香りは、自律神経の副交感神経を刺激し、心を穏やかにします。脳の生体時計を介してその効果があらわれますので、朝よりも夕方のほうが有効です。血圧を下げる作用もありますので、就寝前のラベンダーの香りは、心地よい睡眠へと誘ってくれます。ただ、体重を増やす作用もありますので、肥満の方は、ほどほどに。	
設問12　食事のなかで、夕食がいちばん大切。	いいえ
私たちの生体時計から発振されている時計信号は、二五時間周期です。地球の自転と一時間ずれています。この時間のずれは、毎朝、（1）太陽光を浴びること、（2）朝食をとること、（3）仕事や学校に出かけること、などにより修正されます。「食事のなかで、朝食がいちばん大切」が正解です。	
設問13　就寝前の食事は、肥満の大敵。	はい
時計遺伝子*B-mal1*は、昼間の活動期に使い果たしたエネルギーの不足分を、夜間に補い、備蓄することに関連した時計遺伝子です。この遺伝子のサーカディアンリズムは、夕方から深夜にピークを迎えます。それゆえ、就寝前に食事をすると、その成分は*B-mal1*の働きにより、効率よく脂肪に変換され、脂肪組織に蓄えられていきます。まさに、就寝	

前の食事は、肥満の原因なのです（時計遺伝子についての詳細は、第二章「生体リズムをつくる時計遺伝子」の項を参照）。	
設問14　健康の秘訣は早寝早起き。 　朝、太陽の日差しを浴びることにより、私たちのからだのなかにある時計の針が調整されます。生体リズムを保つために、朝、十分に光を浴びることが必要な理由はここにあります。さて、光は睡眠のリズムにも強く影響し、「起床後、最初に日差しを浴びてから一五時間後にはじめて眠くなる」という仕組みが組み込まれています。質のよい眠りを得るためには、たとえ前の晩の就寝が遅くとも、いつもと同じように、朝早く起きることが大切です。ですから、「早寝早起き」ではなく、「早起き早寝」が正解です。	いいえ
設問15　昼寝は、子供と老人にだけ必要。 　私たちのからだには、約二四時間のリズムとともに、約一二時間のリズムがあります。だれもが正午から午後二時までの間に、眠くなる時間帯があります。それゆえ、生体リズムの観点からは、午睡は大切で、三〇分くらいの午睡は、生活の質を上げるための、生活習慣の工夫として有効です。	いいえ

設問16　盲目の人は、そうでない人より睡眠障害が起こりやすい。	はい
盲目の人の八〇%が、実は規則的に眠ることができない、あるいは睡眠の質がよくないと報告されています。朝の光を十分に感知することができないためです。規則正しい朝食、規則正しい社会生活、朝の散歩など、生体リズムを保つ工夫が大切です。	
設問17　夜型であっても、努力すれば朝型になれる。	いいえ
朝型か夜型かという傾向は、私たちの遺伝子に組み込まれています。ですから、不可能ではありませんが、困難です。	
設問18　時差ぼけは心のもちようで治る。	いいえ
生体リズムとは、睡眠・覚醒、体温、血圧、心拍、排便など、からだのさまざまな働きのリズムが、よせあつまったものです。睡眠や血圧・心拍のリズムに比べ、体温や排便のリズムは、海外での生活リズムに順応するのに、一〇日間くらいを必要とします。そのため、旅行前にはからだのなかで一つに統一されていたリズムが、新しい環境下ではバラバラになってしまいます。これが時差ぼけです。海外の生活リズムに順応するのに必要とする時間に、個人差があります。一週間から、遅い人では数カ月が必要です。その結果、眠気、疲労感、目の疲れ、精神作業能力の低下、食欲低下、気力低下、はきけ、いらいら、便秘など、さまざまな症状が出現することとなります。最近、時差ぼけの原因遺伝子が、	

時計遺伝子の*Per1*であることがわかりました。	
設問19　体温は三七℃が平温で、いつ測っても同じ。	いいえ
体温は三五・五～三七・八℃と、一日で大きく変化します（図44）。	

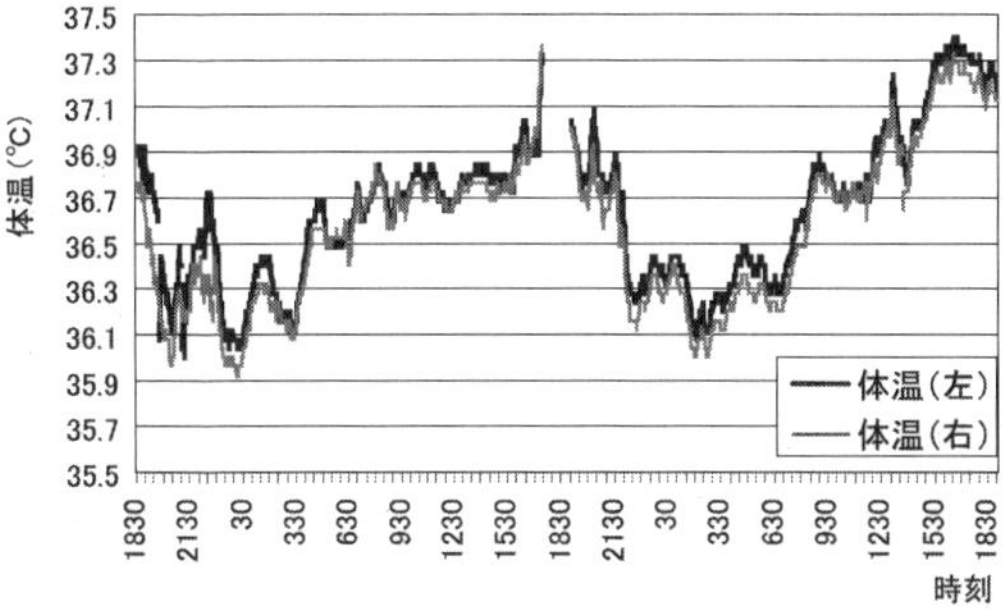

図44　体温にみられるサーカディアンリズム
Ⓒ小川徳雄 愛知医科大学名誉教授

体温は夜低く、昼間高い、約24時間のリズム（サーカディアンリズム）を示します。

図は、鼓膜に体温センサーを装着し、1分ごとに48時間連続記録した、体温（鼓膜温）の変化を示しています。濃い折れ線グラフが左の鼓膜温、淡い折れ線グラフが右の鼓膜温をあらわしています。体温は深夜に最低（36.0℃前後）となり、その後、徐々に上昇し、午後～夕刻に最高（37.2℃前後）となる、サーカディアンリズムを示しています。

左の鼓膜温が、右の鼓膜温よりも少し高いことがわかります。鼓膜は脳に近いので、脳温をあらわします。左の鼓膜温は、言語中枢である左脳の脳温をあらわしますので、右の鼓膜温よりも少し高いと解釈できます。

設問20　傷の痛みは、夜よりも昼間に強い。	いいえ
痛みを麻痺させる内因性の麻薬は、夜に少なくなります。そのため、痛みは夜間に敏感になり、痛みの強さは昼間に比し、夜間に強くなります。	
設問21　C型肝炎の治療薬、インターフェロンの効果は、昼間よりも夜が有効。	はい
インターフェロンは、C型肝炎の治療薬として卓越した効果を発揮していますが、発熱などさまざまな副作用が多くみられ、やっかいな薬剤です。最近、副作用の原因として、インターフェロンが生体時計とその時計遺伝子のサーカディアンリズムを壊してしまうからだ、ということが明らかにされてきました。その効果を高め、副作用を少なくするためには、その投薬時刻がきわめて大切です。朝の投与に比べ、夜の投与で副作用が少なく、その効果も大きいことがわかっています。	
設問22　コレステロールの薬は、朝に服用するのがもっとも有効である。	いいえ
コレステロールの生合成は生体リズムの影響を受け、夜間に合成が高まります。それゆえ、コレステロールの薬は、朝よりも夜に服用するほうが有効です。	
設問23　蕁麻疹は朝に多い。	いいえ
蕁麻疹は夕方から夜に出ることが多いので、蕁麻疹の薬は、夕刻に服用すると有効です。	

設問24　乱れた生活リズムを続けると、メタボリック症候群になる。	はい
生体リズムの乱れが、メタボリック症候群の原因であることが明らかにされました。時計遺伝子に異常があると、成長とともにメタボリック症候群になることが発見されたのです。睡眠、活動、摂食などのサーカディアンリズムに異常があると、成長とともに血液中の中性脂肪やコレステロールが増え、血糖値も高くなり、高血圧になってしまうのです。規則正しい生活習慣を心がけましょう。	
設問25　乱れた生活リズムを続けると、癌になる。	はい
勤務年数が長い女性看護師に乳癌や大腸癌が多いこと、また男性のシフトワーカーに前立腺癌が多いことが知られていました。ごく最近、時計遺伝子の異常が、発癌の重要な原因であることが明らかにされています。	
設問26　女性は、男性よりも生体時計の作用に敏感である。	はい
月経周期のある女性は、男性よりも、生体時計の影響を受けやすい傾向があります。	
設問27　学ぶことが多くなった今、大学の授業時間は、九〇分よりも一〇〇分が効果的。	いいえ
私たちのからだにあるリズムのうち、サーカディアンリズム以外で、もっとも安定したリズムは九〇分周期です。睡眠は、ノンレムとレム睡眠がペアになって、九〇分周期でく	

りかえします。ちょっとのどが渇いて水を飲む、口寂しくなって菓子をつまむ、排尿に行く、カテコラミン・レニン活性・コーチゾルなどの、心臓を調節し血圧値を一定に保つためのホルモンのリズムなど、生命維持のための生体の基本活動の周期に、九〇分周期が見いだされています。勉強をする・仕事をするなどの精神活動も、効率よくその内容を遂行できるのは九〇分までとされています。

設問28　女性が子宮頸癌の検査を受けるのは、月経周期の中間がいい。　はい

　排卵期（月経周期の中間）に近いほうが、より正確な診断ができます。月経周期は約二八日ですが、一四日目頃（月経周期の中間）は女性ホルモン（エストロゲン）のレベルがピークに達し、脳はこれを感知して別の伝令ホルモンを一気に産生し、これが引きがねとなって排卵が起きます。排卵した卵胞が黄体ホルモンを産生し、黄体ホルモン（プロゲステロン）が急増します。エストロゲンとプロゲステロンが多い、月経周期の一六日目頃が、子宮頸癌の検査を受けるのに最適なときです。

設問29　一週間の長さは、七日よりも一〇日のほうが効率的である。　いいえ

　人には七日周期が備わっています。（1）未熟児の血液ガス SaO_2 に明瞭な七日周期がみられること、（2）新生児の血圧には一日周期よりも大きな、明瞭な七日周期がみられること、（3）海外旅行のあとの時差ぼけに、たとえば寝起きのリズム性に、七日リズムが出現してくること、（4）過重労働をくりかえすサラリーマンの活動周期には、三・五日

の周期（すなわち、七日の半分のリズム）が明瞭であること（図45）、（5）看護師が夜勤をくりかえすと、その血圧変動に、七日の周期が顕著になってくること、また、（6）心筋梗塞・脳梗塞の発現にも、一週間の周期性があること、などです。

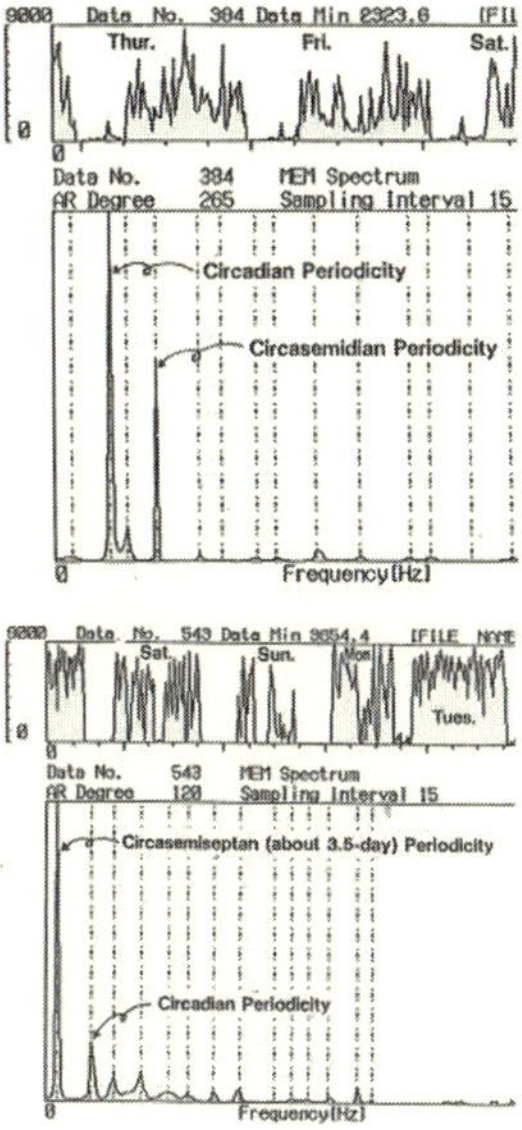

図45　日常生活の活動量にみられるサーカディアンリズムと1週間のリズム

万歩計のような活動量モニター計（アクテーブトレーサー、GMS社製）を、腰につけておくと、日常生活の活動量の変化が、こと細かに記録できます。

図上段は、規則正しい毎日を送る公務員、図下段は、不規則な仕事に追われ、寝起きの時刻が、日々異なる商社マンの、日常生活の活動量を示しています。

図上段：規則正しい毎日を送る公務員の、生活活動量に隠れる生活リズムを、スペクトル解析という手法で解析しますと、24時間（図中、Circadian Periodicity）と12時間（図中、Circasemidian Periodicity）のリズムが抽出できます。

図下段：不規則な生活活動を送る商社マンの、生活活動量からは、24時間リズム（図中、Circadian Periodicity）が小さくなり、代わりに、1週間のリズムである3.5日のリズム（図中、Circasemiseptan 〈about 3.5-day〉 Periodicity）が際立って大きく抽出されていることがわかります。

このように、私たちのからだには、1日のリズムとともに1週間のリズム（あるいは、3.5日のリズム）が刻み込まれているのです。詳細は、第五章167頁をご覧ください。

設問30　口内炎や口唇ヘルペスは、半年ごとに発病する。	はい
約二四時間のサーカディアンリズム以外にも、私たちのからだには、さまざまなリズムがあります（図46）。生体時計は、太陽光とのかかわりから獲得した時計機構だけではなく、たとえば、月の影響と約一二時間のリズム、木星の影響と約七日のリズム、太陽風と約〇・五年のリズムなどがあります。太陽光とのかかわりから獲得した時計機構を「光関連（photic）リズム」、それ以外の天体活動とのかかわりから獲得した時計機構を「光に関係のない（non-photic）リズム」と呼んでいます。	

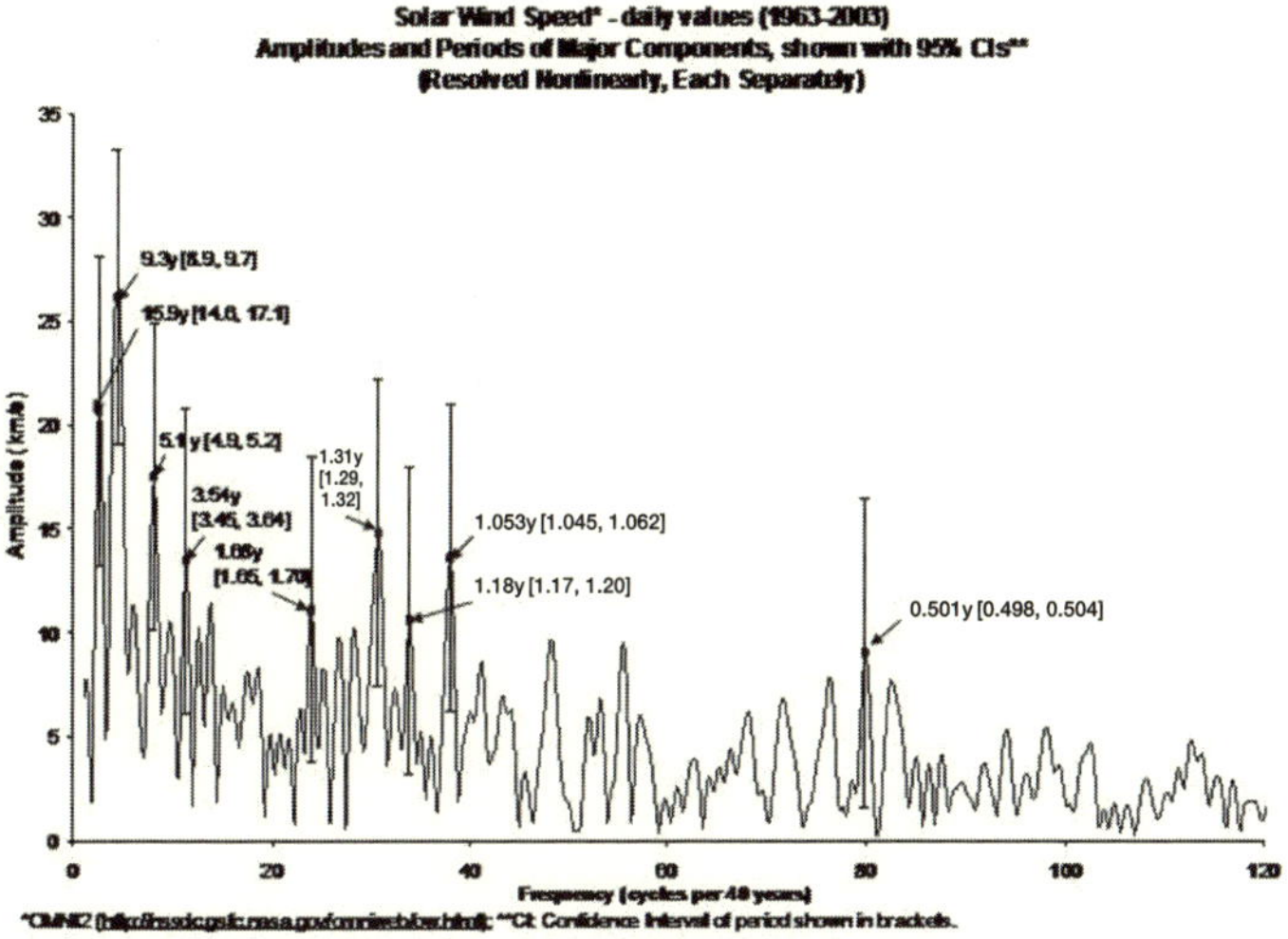

図46　半年のリズムも生体リズム？　©Halberg

太陽風の風速の記録をもとに、その記録に隠されているリズムを、スペクトル解析という手法で解析した、結果を示しています。

1年のリズム（図中では1.053 y [1.045,1.062]と記述）以外に、0.50年のリズムや1.31年のリズムなど、さまざまなリズムが抽出されています。

口内炎や口唇ヘルペスの発症頻度にみられる0.50年のリズムは、この太陽風のリズムに関連するリズムです。1.31年のリズムは、リチャードソンのリズムとも呼ばれ、心臓性突然死のリズムでもあります（第五章179頁）。

参考文献

序章　時間医学はなぜ必要か

◎参考文献

千葉喜彦『からだの中の夜と昼』中公新書、1996年、p206.

内田正男『暦のはなし十二カ月』雄山閣出版、1991年、p207.

内田正男『暦と日本人』雄山閣出版、1992年、p254.

井上昌次郎「ウルトラデイアンリズムとサーカデイアンリズム」『蛋白質核酸酵素　臨時増刊　生体リズムと生物時計』共立出版、27:341-354, 1982.

◎筆者らの論文

大塚邦明：「生体リズムとは──さまざまな周期性と変動性」日本医師会雑誌 122:385-388, 1999.

Otsuka K: Chronobiology and Chronocardiology. *Asian Med J* 38(5): 260-267, 1995.

Otsuka K, Yamanaka T, Kubo Y, Nakajima S, Cugini P, Watanabe H: Chronobiology in cardiology. *Ann Ist Super Sanita* 29 (4): 633-646, 1993.

Otsuka K: Circadian rhythm in cardiac arrhythmias in rats. *Chronobiologia* 17:88-89, 1990.

Otsuka K: REM sleep and bradyarrhythmia episodes in rats. *J Electrocardiol* 22(3):235-240, 1989.

Otsuka K: Variant angina and REM sleep. *Am Heart J* 115 (6): 1343-1346, 1988.

大塚邦明：「REM睡眠と不整脈」『自律神経』24(2): 96-100, 1987.

大塚邦明：「Torsade de pointes発現における上位循環中枢としての視床下部の役割」『心電図』7 (Suppl. 2): 57-67, 1987.

Otsuka K: Sleep and night-type arrhythmias. *Jpn Heart J* 23 (4): 479-486, 1982.

第一章　時間医学とは何か

◎参考文献

アラン・レンベール著、松岡芳隆・松岡慶子訳『時間生物学とは何か』白水社、2001年、p162.

マイケル・スモレンスキー、リン・ランバーク著、大地舜訳『魔法の体内時計』幻冬舎、2003年、p284.

近藤孝男「植物にとっての昼と夜—生物時計について」『植物が未来を拓く』駒嶺穆編、共立出版、2002年、p 67-90.

◎筆者らの論文

Fujisawa M: Trends in diabetes. *Lancet* 369:1257, 2007.

Cornelissen G: Chronobiology predicts actual and proxy outcomes when dipping fails. *Hypertension* 49:237-239, 2007.

Otsuka K: Circadian rhythms and clinical chronobiology. *Biomed Pharmacother* 55 (Suppl. 1): 7s-18s, 2001.

Otsuka K: Gender, age and circadian blood pressure variation of apparently healthy rural vs. metropolitan Japanese. *Chronobiologia* 17:253-265, 1990.

Otsuka K: Effects of limbic-hypothalamic function on arrhythmia occurrence and sleep-induced apnea. *Am Heart* J 109(6): 1411-1415, 1986.

Otsuka K: The hypothalamus and digitalis cardiotoxicity. *Am Heart* J 104(3): 649-51, 1982.

第二章　時間《とき》を読む新しい医学

◎参考文献

井上慎一『脳と遺伝子の生物時計』共立出版、2004年、p164.

粂和彦『時間の分子生物学』講談社現代新書、2003年、p201.

石田直理雄『生物時計のはなし』羊土社、2000年、p125.

大石正、小野高明『光環境と生物の進化』共立出版、2000年、p180.

佐々木隆、千葉喜彦編『時間生物学』朝倉書店、1978年、p338.

加地正郎編『人間・気象・病気』NHKブックス244、1975年、p235.

◎筆者らの論文

Udo R: The role of clock in the plasticity of circadian entrainment. *Biochemical & Biophysical Research Communications* 318(4):893-898, 2004.

Otsuka K: Role of the suprachiasmatic nuclei of the hypothalamus on diurnal rhythm in cardiac arrhythmias. *Heart Vessels* 2(1): 15-22, 1986.

第三章　時間医学が教えてくれること

◎参考文献

上出洋介「第2章「生命の灯」を証明する」『オーロラを追いかけて』情報センター出版局、1992年.

川崎晃一編『生体リズムと健康』学会センター関西/学会出版センター、1999年、p248.

Palatini P: Validation of the A&D TM-2430 device for ambulatory blood pressure monitoring and evaluation of performance according to subjects'characteristics. *Blood Press Monit* 1998; 3:255-260.

◎筆者らの論文

Murakami S: Repeated ambulatory monitoring reveals a Monday morning surge in blood pressure in a community-dwelling population. *Am J Hypertens* 2004, 17 : 1179-1183.

Otsuka K: Blood pressure variability assessed by semiautomatic and ambulatorily functional devices for home use. *Clin Exp Hypertens* 21(5-6): 729-40, 1999.

Kawasaki T: Rationale for time-qualified reference standards for 24-hour blood pressure values and their circadian rhythms in Japanese normotensive adults: a study by the Ambulatory Blood Pressure Monitoring Research Group. *Jpn Circ J* 63 (10): 744-751, 1999.

Otsuka K: Alteration of circadian periodicity in BP, heart rate and physical activity following transmeridian flights. *J Ambulatory Monitoring* 8(3):219-230, 1995.

Suzuki M: Long-term nasal continuous positive airway pressure administration can normalize hypertension in obstructive sleep apnea patients. *Sleep* 16 (6): 545-549, 1993.

Nakajima S: Ambulatory blood pressure and postprandial hypotension. *Am Heart J* 124(6):1669-1671, 1992.

Otsuka K: Time-varying limits for single blood pressures and heart rates of group-synchronized healthy women. *Heart Vessels* 6 ： 107-111, 1991.

第四章　自律神経をコントロールする生体時計

◎参考文献

永井克也『体内時計と体内恒常性. 時間生物学』2006; 12:1-2.

永井克也『糖尿病とリズム』田村康二（編）. 時間診療学. 第 1 版: 200-210, 2001.

Nakamura T: Auditory stimulation affects renal sympathetic nerve activity and blood pressure in rats. *Neurosci Lett* 2007; 416:107-112.

Niijima A: Light enhances sympathetic and suppresses vagal outflows and lesions including the suprachiasmatic nucleus eliminate these changes in rats. *J Autonom Nerv Syst* 1992; 40: 155-160.

Tanida M: Effects of adiponection on the renal sympathetic nerve activity and blood pressure in rats. *Exp Biol Med* 2007; 232:390-397.

Shen J: Mechanisms of changes induced in plasma glyserol by scent stimulation with grapefruit and lavender essential oils. *Neurosci Lett* 2007; 416:241-246.

Tanida M: Autonomic and cardiovascular responses to scent stimulation are altered in cry KO mice. *Neurosci Lett* 2007; 413:177-182.

Shen J: In vivo effects of leptin on autonomic nerve activity and lipolysis in rats. *Neurosci Lett* 2007; 416:193-197.

Taniguchi H: Regulation of sympathetic and parasympathetic nerve activities by BIT/SHPS-1. *Neurosci Lett* 2006; 398:102-106.

Mravec B: Neural-endocrine-immune complex in the central modulation of tumorigenesis: facts, assumptions, and hypotheses. *J Neuroimmunol* 2006; 180:104-116.

Turek FW: Obesity and metabolic syndrome in circadian clock mutant mice. *Science* 2005; 308:1043-5.

Tanida M: Olfactory stimulation with scent of essential oil of grapefruit affects autonomic neurotransmission and blood pressure. *Brain Res* 2005; 1058:44-55.

Shen J: Olfactory stimulation with scent of lavender oil affects autonomic nerves, lipolysis and appetite in rats. *Neurosci Lett* 2005; 383:188-193.

Tanida M: Effects of intraduodenal injection of Lactobacillus johnsonii La1 on renal sympathetic nerve activity and blood pressure in urethane-anesthetized rats. *Neurosci Lett* 2005; 389:109-114.

Tanida M: Dose-dependent effects of L-carnosine on the renal sympathetic nerve and blood pressure in urethane-anesthetized rats. *Am J Phisiol Regul Integr Comp Physiol* 2005; 288:R447-155.

Gidron Y: Does the vagus nerve inform the brain about preclinical tumors and modulate them ? *Lancet Oncology* 2005; 6:245-248.

Nakahata Y: Stimulation of BIT induces a circadian phase shift of locomotor activity in rats. *Brain Res* 2003; 976:194-201.

Tracey KJ: The inflammatory reflex. *Nature* 2002; 420:853-859.

Buijs RM: Parasympathetic and sympathetic control of the pancreas: a role for the suprachiasmatic nucleus and other hypothalamic centers that are involved in the regulation of food intake. *J Compara Neurol* 2002; 431:405-423.

Davidson J: Cytokines and cytokine inducers stimulate prostaglandin E2 entry into the brain. *Pflugers Arch* 2001; 442:526-533.

Dantzer R: Neural and humoral pathways of communication from the

immune system to the brain: parallel or convergent ? *Auton Neurosci* 2000; 85:60-65.

Berthoud H.R: Functional and chemical anatomy of the afferent vagal system. *Auton Neurosci* 2000; 85:1-17.

Gaykema RPA: Subdiaphragmatic vagotomy blocks interleukin-1 β-induced fever but does not reduce IL-1 β levels in the circulation. *Auton Neurosci* 2000; 85:72-77.

Scheer FAJL: Light and diurnal cycle affect human heart rate: possible role for the circadian pacemaker. *J Biol Rhythm* 1999; 14:202-12.

Ek M: Activation of vagal afferents after intravenous injection of interleukin-1 β: role of endogenous prostaglandins. *J Neurosci* 1998; 18:9471-9.

Dai J: Distribution of vasopressin and vasoactive intestinal polypeptide (VIP) fibers in the human hypothalamus with special emphasis on suprachiasmatic nucleus efferent projections. *J Comp Neurol* 1997; 383:397-414.

Nagai K: SCN output drives the autonomic nervous system: with special reference to the autonomic function related to the regulation of glucose metabolism. *In*: Buijs RM et al. eds., Hypothalamic Integration of Circadian Rhythms. Progress in Brain Research, Vol. 111, Amsterdam: Elsevier; 1996; p 253-272.

Niijima A: Effects of light stimulation on the activity of the autonomic nerves in anesthetized rats. *Physiol Behav* 1993; 54:555-561.

第五章　宇宙のリズムと文化のリズム

◎参考文献

安田喜憲『気候変動の文明史』ＮＴＴ出版、2004年、p265.

富岡憲治、沼田英治、井上慎一『時間生物学の基礎』裳華房、2003年、p223.

パーマーJD著、小原孝子訳『生物時計の謎をさぐる』大月書店、2003年、p240.

福永光司、河合隼雄『飲食男女——老荘思想入門』朝日出版社、2002年、p238.
丸山茂徳、磯崎行雄『生命と地球の歴史』岩波新書、1998年、p275.
根本順吉『月からのシグナル』筑摩書房、1995年、p201.
リーバーAL著、藤原正彦、藤原美子訳『月の魔力』東京書籍、1984年、p238.

Grau C, Escera C, Cilveti R, Garcia M, Mojon A, Fernandez JR, Hermida RC: Ultradian rhythms in gross motor activity of adult humans. *Physiol Behav* 57:411-419, 1995.
Richardson JD, Paularena KI, Belcher JW, Lazarus AJ: Solar wind oscillations with a 1.3-year period. *Geophys Res Lett* 21: 1559-1560, 1994.
Kleitman N: Basic rest activity cycle - 22 years later. *Sleep* 5:311-317, 1982.
Lavie P, Kripke DF: Ultradian circa 1 1/2 hour thythms: a multioscillatory system. *Life Sci* 29:2445-2450, 1981.
Levin B E, Goldstein A, Natelson BH: Ultradian rhythm of plasma noradrenaline in rhesus monkeys. *Nature* 272:164-166, 1978.
Lavie P, Kripke DF: Ultradian rhythms in urine flow in waking humans. *Nature* 269:142-144, 1977.
Holaday JW, Martinez HM, Natelson BH: Synchronized ultradian cortisol rhythms in monkeys: persistense during corticotropin infusion. *Science* 198:56-58, 1977.

◎筆者らの論文
Cornelissen G, Otsuka K, Halberg F: Near-transyear in solar magnetism. *Biomed Pharmacother* 2005;59(Suppl. 1):5-9.
Jozsa R: Chronomics, neuroendocrine feedsidewards and the recording and consulting of nowcasts ? forecasts of geomagnetics. *Biomed Pharmacother* 2005;59(Suppl. 1): 24-30.
Halberg F: Incidence of sudden cardiac death, myocardial infarction and far-

and near-transyears. *Biomed Pharmacother* 2005;59(Suppl. 1): 239-261.

Gobello C: Circannual and/or Transannual Variations in Growth Hormone and Beyond ? Call for Long Data Series. *Biomed Pharmacother* 2004, 58 (Suppl. 1): 87-90.

Halberg F: Chronoastrobiology: proposal, nine conferences, heliogeomagnetics, transyears, near-weeks, near-decades, phylogenetic and ontogenetic memories. *Biomed Pharmacother* 2004, 58 Suppl. 1: 150-187.

Halberg F: Blood pressure self-surveillance for health also reflects 1.3-year Richardson solar wind variation: spin-off from chronomics. *Biomedicine & Pharmacotherapy* 57 (Suppl. 1): 58-76, 2003.

Cornelissen G: half-yearly biospheric changes in their own right and as a circannual waveform. *Biomedicine & Pharmacotherapy* 57 (Suppl. 1): 45-54, 2003.

Oinuma S: Graded response of heart rate variability, associated with an alteration of geomagnetic activity in a subarctic area. *Biomed Pharmacother* 56 (Suppl. 2): 284s-288s, 2002.

Breus TK: The biological effects of solar activity. *Biomed Pharmacother* 56 (Suppl. 2): 273s-283s, 2002.

Yamanaka T: Marriage and divorce over a century in Japan: social biomedicine, not yet societal therapy. *Biomed Pharmacother* 56 (Suppl. 2): 314s-318s, 2002.

Otsuka K: Geomagnetic disturbance associated with decrease in heart rate variability in a subarctic area. *Biomed Pharmacother* 55 Suppl. 1:51s-56s, 2001.

Otsuka K: Alternating light-darkness-influenced human electrocardiographic magnetoreception in association with geomagnetic pulsations. *Biomed Pharmacother* 55 (Suppl. 1): 63s-75s, 2001.

Cornelissen G: 7-day ambulatory monitoring for adults with hypertension and diabetes. *Am J Kidney Dis* 37 (4): 878, 2001.

Halberg F: Chronoastrobiology: neonatal numerical counterparts to Schwabe'

s 10.5 and Hale's 21-year sunspot cycles (In memoriam Boris A, Nikityuk). *Int J Prenat Perinat Psychol Med* 13:257-280, 2001.

Halberg F: Near 10-year and longer periods modulate circadians: intersecting anti-aging and chronoastrobiological research. *J Gerontol A Biol Sci Med Sci* 56 (5): M304-M324, 2001.

Otsuka K: Dynamic analysis of heart rate variability from 7-day Holter recordings associated with geomagnetic activity in a subarctic area. *Computers in Cardiology* 27:453-456, 2000.

Otsuka K: Altered chronome of heart rate variability during span of high magnetic activity. *Scripta Medica* 73:111-116, 2000.

Halberg F: Cross-spectrally coherent ~10.5- and 21-year biological and physical cycles, magnetic storms and myocardial infarctions. *Neuroendocrinol Lett* 21 (3): 233-258, 2000.

Halberg F: Feedsidewards: intermodulation (strictly) among time structures, chronomes, in and around us, and cosmo-vasculo-neuroimmunity. About ten-yearly changes: what Galileo missed and Schwabe found. *Ann N Y Acad Sci* 917: 348-375, 2000.

Halberg F: Time structures, chronomes, broarden the base of gerontology and geriatrics. *Geronto Geriatrics* 1:25-46, 1998.

Halberg F: Clinical relevance of about-yearly changes in blood pressure and the environment. *Int J Biometeorol.* 39 (4): 161-175, 1996.

第六章　クロノミクスの威力

◎参考文献

武者利光『ゆらぎの世界』講談社ブルーバックス、1991年、p 234.

◎筆者らの論文

Halberg F: Chronobiology's progress. Part I, season's appreciations 2004-2005: time-, frequency-, phase-, variable-, individual-, age-, and site-specific chronomics. *Journal of Applied Biomedicine* 4: 1-38, 2006.

Halberg F: Part II, chronomics for an immediately applicable biomedicine. *Journal of Applied Biomedicine* 4: 73-86, 2006.

Hotta N: Longitudinal Investigation for the Longevity and Aging in Hokkaido County (LILAC) study. *Biomed Pharmacother* 2005;59(Suppl. 1): 45-48.

Halberg F: Chronomics of autism and suicide. *Biomed Pharmacother* 2005;59(Suppl. 1): 92-99.

Halberg F: Prokaryotic and eukaryotic unicellular chronomics. *Biomed Pharmacother* 2005;59 (Suppl. 1): 192-202.

Otsuka K: Chronomic community screening reveals ~31% depression, elevated blood pressure and infradian vascular rhythm alteration. *Biomed Pharmacother* 2004, 58 (Suppl. 1): 48-55.

Otsuka K: Preface. Chronomics based on long-term vascular monitoring leads to scientific and clinical findings. *Clin Exper Hypertens* 27(2-3): 1-5, 2004.

Otsuka K: Mapping of blood pressure and heart rate variability: A model for pediatricians. *Neuroendocrinol Lett* 24 (Suppl. 1):157-164, 2003.

Cornelissen G: What Gesell wished, Hellbrugge accomplished: Chronomics of child development. *Neuroendocrinol Lett* 24(Suppl. 1):14-24, 2003.

Nintcheu-Fata S: Chronomics of tree rings for chronoastrobiology and beyond. *Biomed Pharmacother*. 57 (Suppl. 1): 24-30, 2003.

Halberg F: Chronomics: the broad scope of monitoring chronomes. A review. *Scripta Medica* (Brno) 76 (5): 269-274, 2003.

Halberg F: System times and time horizons for biospheric near-matches of primarily non-photic environmental cycles. *Biomed Pharmacother* 56 (Suppl. 2): 266s-272s, 2002.

Halberg F: Chronomics. *Biomed Pharmacother* 55 (Suppl. 1): 153s-190s, 2001.

Halberg F: Chronobiology: Time structures, chronomes, gauge aging, disease risk syndromes and the cosmos. *J Anti-Aging Med* 3:67-90, 2000.

Otsuka K: Circadian reference values for different endpoints of heart rate

variability. *Computers in Cardiology* 26:587-590, 1999.

Otsuka K: Rhythm and trend elements in the time structure, chronome, of heart rate variability. *Geronto-Geriatrics* 2 (2): 31-48, 1999 [In English and Spanish.]

Halberg F: Time structures, chronomes, broaden the base of gerontology and geriatrics. *Geronto-Geriatrics* 1: 25-46, 1998.

Otsuka K: Age, gender and fractal scaling in heart rate variability. *Clin Sci* (Lond). 93(4): 299-308, 1997.

Otsuka K: Circadian rhythmic fractal scaling of heart rate variability in health and coronary artery disease. *Clin Cardiol* 20(7): 631-8, 1997.

Otsuka K: Chronomes (Rhythms, Chaos and Age Trends) of human heart rare variability in both genders. *Computers in Cardiology* 24: 49-52, 1997.

Otsuka K: Vagal tone and its association with a new index of heart rate variability called 1/f fluctuations. *J Ambulatory Monitoring* 7(3): 213-218, 1994.

Otsuka K: Disruption of fractals of heart rate variability in different types of pathophysiological settings. *J Ambulatory Monitoring* 7(3): 219-224, 1994.

第七章　寿命と生体リズムの不思議な関係

◎参考文献

Fu L: The molecular clock mediates leptin-regulated bone formation. *Cell* 2005; 122:803-15.

◎筆者らの論文

大塚邦明:「サーカディアンリズムの神経化学機構　血圧日内変動と心血管事故の発症予測　心拍変動減少と血圧変動増大」『自律神経』37(2): 183-189, 2000.

Halberg F: Circadian Hyper-Amplitude-Tension, CHAT: a disease risk syndrome of anti-aging medicine. *J Anti-Aging Med* 1: 239-259, 1998.

Otsuka K: Excessive circadian amplitude of blood pressure increases risk of

ischaemic stroke and nephropathy. *J Med Eng Technol* 21(1): 23-30, 1997.

Otsuka K: Circadian amplitude-hypertension as a risk factor of ischemic stroke and nephropathy. *Vrach issue* 4: 9-11, 1997 [In Russian.]

Otsuka K: Predictive value of blood pressure dipping and swinging with regard to vascular disease risk. *Clin Drug Invest* 11(1):20-31, 1996.

終章　未病を識《し》る、平成養生訓

◎参考文献

松林公蔵編『インカの里びと』高知新聞社出版、1995年、p379.

松林公蔵編『長寿伝説の里』高知新聞社出版、1992年、p271.

◎筆者らの論文

Otsuka K: Effect of aging on blood pressure in Leh, Ladakh, a high-altitude (3524 m) community, by comparison with a Japanese town. *Biomed Pharmacother* 2005;59(Suppl. 1): 54-57.

Otsuka K: Chronoecological health watch of arterial stiffness and neuro-cardio-pulmonary function in elderly community at high-altitude (3524 m), compared with Japanese town. *Biomed Pharmacother* 2005;59(Suppl. 1): 58-67.

Yamanaka G: Depressive mood is independently related to stroke and cardiovascular events in a community. *Biomed Pharmacother* 2005;59(Suppl. 1): 31-39.

Matsuoka O: Arterial stiffness independently predicts cardiovascular events in an elderly community: Longitudinal Investigation for the Longevity and Aging in Hokkaido County (LILAC) study. *Biomed Pharmacother* 2005;59(Suppl. 1): 40-44.

Murakami S: Common carotid intima-media thickness is predictive of all-cause and cardiovascular mortality in elderly community-dwelling people: Longitudinal Investigation for the Longevity and Aging in Hokkaido County (LILAC). *Biomed Pharmacother* 2005;59(Suppl. 1): 49-53.

Otsuka K, Murakami S, Kubo Y, Yamanaka T, Mitsutake G, Ohkawa S, Matsubayashi K, Yano S, Cornelissen G, Halberg F: Chronomics for chronoastrobiology with immediate spin-offs for life quality and longevity. *Biomed Pharmacother* 57 (Suppl. 1):1-18, 2003.

Otsuka K, Cornelissen G, Halberg F, Fiser B, Siegelova J, Sosikova M, Dusek J, Jancik J: Assessment of different administration schedule of sotalol by electrocardiography. *Scripta Medica* (Brno) 76(5): 297-300, 2003.

Halberg F: Engineering and governmental challenge: 7-day/24-hour chronobiologic blood pressure and heart rate screening: Part I. *Biomed Instrum Technol.*36 (2) :89-122, 36 (3): 183-97, 2002.

Halberg F: Engineering and governmental challenge: 7-day/24-hour chronobiologic blood pressure and heart rate screening: Part II. *Biomed Instrum Technol.* 36 (3): 183-97, 2002.

Halberg F: Chronodiagnosis-based chronotherapy: is blood pressure monitoring for weeks too costly to prevent long-term care for years ? *Geronto-Geriatrics* 2 (2): 20-30, 1999.

Halberg F: Rewards in practice from chrono-meta-analyses 'recycling' heart rate, ectopy, ischemia and blood pressure information. *J Med Eng Technol* 21 (5): 174-84, 1997.

Halberg F: Fleeting "monitor-", "conflict-" or "grief-associated" blood pressure disorders: MESOR-hypertension and circadian hyperamplitudetension (CHAT). *Euro Rehab* 6:225-240, 1996.

Halberg F: Telehygiene system for preventive chronopharmacology in space and remote areas on earth. *Chronobiologia* 21 (1-2): 33-43, 1994.

おわりに

◎筆者らの論文

Murakami S: Positive impact of social intervention on disordered neurobehavioral function of elderly community-dwelling population: Longitudinal Investigation for the Longevity and Aging in Hokkaido County (LILAC). *Biomed Pharmacother* 2004, 58 (Suppl. 1): 45-47.

Otsuka K: Clinical chronobiology and chronome-geriatrics At variance with recommendations of subsequent guidelines, yet focusing indeed on pre-hypertension in the physiological range. *Biomed Pharmacother* 57 (Suppl. 1): 164-198, 2003.

Otsuka K, Halberg F: Preface. Quo vadis basic and clinical chronobiology. *Clin Exper Hypertens* 24 (1&2), vii-ix, 2002

Otsuka K: Depression, quality of life, and lifestyle: chronoecological health watch in a community. *Biomed Pharmacother* 56 (Suppl. 2): 231s-242s, 2002.

大塚邦明（おおつか・くにあき、東京女子医科大学東医療センター内科教授）

1948年、愛媛県生まれ。1972年、九州大学医学部卒業。九州大学温泉治療学研究所助手、高知医科大学老年病学教室助手を経て、1998年より、東京女子医科大学東医療センター内科教授。医学博士。日本循環器学会認定循環器専門医。時間医学・老年医学が専門。時間医学とフィールド医学の融合を求めている。日本自律神経学会常任理事。日本時間生物学会理事。2000年に日本時間生物学会会長、2006年に日本自律神経学会会長を務め、2007年に時間生物学世界大会を主催する。

著書に『時間医学とヤヌス医学』（メディカルレビュー社）、『狭心症・心筋梗塞・高血圧・脳卒中：解明された発病のカギ、宇宙と体内時計の関係』（保健同人社）、『ホルター心電図』（共著、医学出版社）など。

●著者は、「患者」にとって一番いい医学とは、を追究しつづける現役医師。講演、ラジオ出演のたびに「ぜひ本を！」と、熱い声がよせられていた。ついに著者初の一般書を上梓。

病気にならないための時間医学
〈生体時計の神秘〉を科学する

二〇〇七年十二月五日　初版第一刷発行
二〇一三年五月六日　初版第四刷発行

著者　大塚邦明
発行者　三島邦弘
発行所　株式会社ミシマ社
郵便番号一五二-〇〇三五
東京都目黒区自由が丘二-六-一三
電話　〇三(三七二四)五六一六
FAX　〇三(三七二四)五六一八
e-mail hatena@mishimasha.com
URL http://www.mishimasha.com/
振替　〇〇一六〇-一-三七二九七六

印刷・製本　(株)シナノ
組版　(有)エヴリ・シンク

"Chronomics for Prehabilitation"
ISBN978-4-903908-03-8 C0047

好評既刊

街場の中国論

内田 樹

反日デモも、文化大革命も、常識的に考えましょ。

予備知識なしで読み始めることができ、日中関係の見方がまるで変わる、なるほど！の10講義。

ISBN978-4-903908-00-7　1600円

仕事で遊ぶナンバ術　疲れをしらない働き方

矢野龍彦・長谷川智

古武術の知恵に宿る＜仕事の極意＞

「がんばらない」「数字に縛られない」「マニュアルに頼らない」…現代ビジネスマンの必読書。

ISBN978-4-903908-01-4　1500円

アマチュア論。

勢古浩爾

自称「オレってプロ」にロクな奴はいない！

似非プロはびこる風潮に物申す！「ふつうの人」がまともに生きるための方法を真摯に考察した一冊。

ISBN978-4-903908-02-1　1600円

（価格税別）